ARCHIV FÜR TIERERNÄHRUNG

UNTER MITWIRKUNG VON

Prof. Dr. Dr. W. Lenkeit, Göttingen. Prof. Dr. K. Nehring, Rostock
Prof. Dr. Dr. h. c. A. Scheunert, Potsdam-Rehbrücke
Prof. Dr. Dr. W. Wöhlbier, Stuttgart-Hohenheim

HERAUSGEGEBEN VON

ERNST MANGOLD
Prof. Dr. med. Dr. phil. Dr. med. vet. h. c.
Direktor des Instituts für Tierernährungslehre
der Humboldt-Universität Berlin

2. BAND
SEPTEMBER BIS DEZEMBER 1951
HEFT
2/3

AKADEMIE-VERLAG · BERLIN

ARCH. TIERERNÄHRUNG · 2. BAND · NR. 2/3 · S. 71–194 · BERLIN · SEPTEMBER–DEZEMBER 1951

INHALT

Das Archiv für Tierernährung erscheint zweimonatlich in Heften zu 64 Seiten im Format 17,5 × 25 cm. Der Preis des Heftes beträgt DM 8,50. 6 Hefte werden zu einem Band vereinigt. Der Besteller muß sich zur Abnahme eines Bandes verpflichten. Die Hefte werden jeweils einzeln berechnet. Im Jahre erscheint nicht mehr als 1 Band. Bestellungen werden direkt an den Akademie-Verlag GmbH., Berlin NW 7, Schiffbauerdamm 19 oder über eine wissenschaftliche Buchhandlung erbeten.

Manuskriptsendungen — zugelassen sind die vier Kongreßsprachen — sind an den Herausgeber, Herrn Prof. Dr. Ernst Mangold, Berlin N 4, Invalidenstr. 42, zu richten. Mit der Veröffentlichung geht das alleinige Verlagsrecht an das Archiv für Tierernährung über. Daher müssen Arbeiten, die bereits an anderer Stelle veröffentlicht worden sind, zurückgewiesen werden. Die Verfasser verpflichten sich, Manuskripte, die vom Archiv für Tierernährung angenommen worden sind, nicht an anderer Stelle zu veröffentlichen.

Die Verfasser erhalten von größeren wissenschaftlichen Arbeiten 50 Sonderdrucke unentgeltlich.

Den Manuskripten beiliegende Zeichnungen müssen sauber, in zweifacher Größe ausgeführt sein. Wenn sie nicht voll reproduktionsfähig nach den Vorschriften des Normblattes DIN 474 eingereicht werden, ist die Beschriftung nur mit Bleistift einzutragen. Zur Herstellung von Netzätzungen sind nur einwandfreie Photographien brauchbar.

Für alle Literaturzitate sind die Vorschriften des Normblattes DIN 1502 und 1502 Beiblatt I maßgebend. Die Zitate müssen den Verfasser (mit den Anfangsbuchstaben der Vornamen), den vollständigen Titel der Arbeit und die Quelle mit Band, Seitenzahl und Erscheinungsjahr enthalten. Das Literaturverzeichnis soll alphabetisch geordnet sein.

Herausgeber und verantwortlich für den Inhalt: Prof. Dr. med. Dr. phil. Dr. med. vet. h. c. Ernst Mangold Berlin N 4, Invalidenstraße 42 (Fernruf 42 96 64). Verlag: Akademie-Verlag GmbH., Berlin NW 7, Schiffbauerdamm Nr. 19 (Fernruf: 42 55 71); Postscheckkonto: 350 21. Bestell- und Verlagsnummer dieses Heftes: 1010/II/2-3. Das Archiv für Tierernährung erscheint vorläufig jährlich in 1 Band zu 6 Heften. Bezugspreis je Einzelheft DM 8,50, Preis dieses Doppelheftes DM 17.— ausschließlich Porto und Verpackung. Satz und Druck: Robert Noske, Borna (Bez. Leipzig). Veröffentlicht unter der Lizenz-Nr. 1213 des Amtes für Literatur und Verlagswesen der Deutschen Demokratischen Republik. Printed in Germany.

Aus dem Institut für Ernährungsforschung, Potsdam-Rehbrücke
(Direktor Prof. Dr. Dr. Dr. h. c. A. SCHEUNERT)

R. POHLOUDEK-FABINI

ÜBER DEN BLAUSÄUREGEHALT IN HIRSEARTEN *

1. Einleitung: Blausäurevergiftungen bei Tieren

Im Fachschrifttum wird verschiedentlich über Blausäurevergiftungen bei Tieren berichtet.

Es genügen z. B. 50 mg reine Blausäure, um einen großen Hund oder 500 bis 1000 mg, um ein Pferd zu töten. Auf 14 bzw. 17 kg schwere Lämmer [5] wirkten 56 mg Blausäure, mit 200 ml Wasser verabreicht, in 1 1/2 Stunden letal. Katzen sterben nach Einbringen weniger Tropfen einer 10% igen Blausäurelösung in den Lidsack nach 1/2—1 Minute.

E. FRÖHNER [3] gibt an, daß durch freiwillige Aufnahme Blausäureglycoside enthaltender Pflanzen bzw. Pflanzenteile, wie bittere Mandeln, Pflaumenkerne, Traubenkirschblätter, Leinkuchen, Bohnen, Hirse usw., Vergiftungen, mitunter mit tödlichem Ausgang, insbesondere bei Schweinen, Pflanzenfressern und bei Geflügel, nicht selten vorkommen. Die Verfütterung von sog. Rangoonbohnen (Phaseolus lunatus L.), die einen Blausäuregehalt von 10 bis 150 mg % aufwiesen, führte bei Pferden, Rindern und Schweinen zu Massenvergiftungen. Der Genuß von 3/4 kg Bohnenschrot ergab bei einer Kuh beschleunigte Atmung, maximale Pupillenerweiterung, Zucken, Sinken der Temperatur, bis sie verendete. Nach Verabreichung eines Leinkuchentrankes [4], der 24 Stunden vorher mit warmem Wasser angesetzt war, erkrankten 3 Jungrinder nach 15 Minuten, von denen zwei eingingen. Die Analysen ergaben nach 2 1/2 jähriger Lagerung der Proben einen Blausäuregehalt von 72 bzw. 61 mg %. Bestimmte Hirsearten verursachten bei Rindern und Schafen in USA, Südamerika und UdSSR schwere Vergiftungen. Frische Blätter von Sorghohirse [12] mit einem Blausäuregehalt von 20 mg % können Schafen gefährlich werden; bei 164 mg % sollen sie tödlich wirken.

Auf dem Gebiete der Tierernährung wurde verständlicherweise das Hauptaugenmerk auf diejenigen blausäureentwickelnden Pflanzen gerichtet, die als normales und nicht als zufälliges Futter in Frage kommen. Zu diesen gehört auch die Hirse.

Unter dem Sammelbegriff „Hirse“ versteht man bekanntlich eine ganze Gruppe von Getreidegräsern der Paniceen, Andropogoneen und Chlorideen. Als namhafteste Vertreter seien u. a. die Rispenhirse (Panicum miliaceum L.),

* Der experimentelle Teil der vorliegenden Arbeit wurde bereits 1942 auf Anregung von Prof. Dr. K. H. BAUER † mit Unterstützung des Sortenamtes Leipzig (Leiter Dr. E. F. HEEGER) am Pharmazeutischen Institut der Universität Leipzig durchgeführt.

die Kolbenhirse (Gattung Setaria; Panicum italicum L.), die Sorghohirse (Andropogon sorghum Roth. Sorghum vulgare Pers.), die Zuckerrohrhirse (Andropogon sorghum Roxb. Sorghum saccharatum Pers.) und das Johnsongras (Andropogon arundinaceum Scop. Sorghum halepense Pers.) genannt [14]. Wenn auch die Frucht als Lebensmittel in Deutschland ganz in den Hintergrund getreten ist, so werden die Hirsepflanzen wegen ihrer Bodenanspruchslosigkeit und Dürreresistenz auf der anderen Seite als Futterpflanzen geschätzt. In Würdigung der hohen Ertragsfähigkeit und Ertragstreue der Hirse (Rispenhirse) wird neuerdings von K. ZIMMERMANN [17] auf die Eignung der Körner als Futtermittel an Stelle von Hafer oder Mais, vor allem als Geflügelfutter und auf den Nährwert des Strohes besonders hingewiesen.

In den Hirsearten ist das Blausäureglycosid Dhurrin (p-Oxymandelsäurenitril-glucosid) enthalten, welches unter dem Einfluß hydrolysierender Agenzien Glucose, p-Oxybenzaldehyd und Blausäure liefert. Erst bei der Verdauung, d. h. nach Berührung mit der Magenschleimhaut [6] wird die Blausäure in freien Zustand versetzt und damit die Giftwirkung ausgelöst. J. F. COUCH und R. R. BRIESE [2] führen auf Grund ihrer Versuche an einer Anzahl von Sorghumvarietäten das Ausmaß der Giftigkeit einer cyanogenen Pflanze weniger auf die Menge des vorhandenen Glycosids, als vielmehr auf die Aktivität des blausäureabspaltenden Enzyms zurück; sie sind daher der Ansicht, daß eine Vergiftung bei Tieren ausbleibt, wenn das Enzym die toxische Menge Blausäure nicht zu bilden vermag. Nach J. J. WILLAMAN [15], C. NARASIMHA ACHARYA [10] u. a. soll bei Sorghohirse die Blausäure nicht nur als Glycosid, sondern auch in einer loseren Bindung vorliegen.

2. Bisherige Arbeiten über Blausäuregehalt bei Hirse

Durch Verfolgung des Blausäuregehaltes während der Vegetationsperiode unter verschiedenen Umweltbedingungen wurde von mehreren Seiten der Versuch unternommen, nicht nur einen Einblick in die Giftigkeit der Hirsepflanzen im Laufe ihrer Entwicklung zu gewinnen, sondern auch die Bildung der Blausäure in Beziehung zu äußeren Einwirkungen zu bringen. J. SCHRÖDER und H. DAMANN [13] haben bei Sorghohirse, Zuckerrohrhirse und Johnsongras unter Berücksichtigung verschiedener klimatischer und anderer Bedingungen die Bildung von Blausäure untersucht. Die Wachstumsdauer umfaßte die Zeit vor der Blüte, zum Beginn der Blüte, zur Zeit der vollen Blüte, zum Beginn der Samenbildung und der Dürreife. Der höchste Gehalt an Blausäure wurde bei allen 3 Arten im frühen Stadium der Entwicklung gefunden und verschwand auch nach 130 bzw. 150 Wachstumstagen nicht vollständig. Er sank bei der Zuckerrohrhirse von 29,3 mg % auf 2,8 mg %, bei der Sorghohirse von 19,2 mg% auf 5,4 mg % und beim Johnsongras von 13,7 mg % auf 2,8 mg % (berechnet auf frische Substanz). Stickstoffdüngung bewirkte eine beträchtliche Zunahme. J. J. WILLAMAN und R. M. WEST [16] haben in Fortsetzung früherer Arbeiten, bei denen sie eine geringfügige Zunahme des Blausäuregehaltes bei Sorghohirse durch Zusatz von stickstoffhaltigem Dünger nur auf armen Böden feststellen konnten, die Einwirkung der Temperatur, der Feuchtigkeit, des schnellen oder langsamen Wachstums sowie auch die Varietät als

Ursache für den wechselnden Gehalt an dieser Säure untersucht. Obwohl die Feldversuche an verschiedenen Stellen mit sehr unterschiedlicher Witterung und Bodenbeschaffenheit angestellt waren, fiel im Laufe des Wachstums der Blausäuregehalt der Pflanzen von anfangs 9 mg % bis 114 mg % bei einer Art, bzw. 14 mg % bis 79 mg % bei einer anderen Art (auf Trockensubstanz berechnet) auf Spuren zurück oder war überhaupt nicht mehr nachzuweisen. Während zur Temperatur eine Abhängigkeit nicht zu finden war, hatte unzureichender Wasserzufluß eine Erhöhung der Blausäuremenge zur Folge. Hinsichtlich der Verteilung wurde in den Blättern und zarten Stengeln mehr Blausäure ermittelt als in den dicken Stengeln. J. SCHIEBLICH [12] berichtet eingehend über Untersuchungen zur Züchtung von Sudangras, Sorghohirse, Rispen- und Kolbenhirse und Negerhirse. Es wurde neben Systematik, Anbau und Züchtungsfragen auch der Einfluß des Lichtes, der Temperatur, der Feuchtigkeit, der Düngung und des pH-Wertes des Bodens auf die Blausäureproduktion in den Pflanzen überprüft. Keiner dieser Faktoren ließ eine eindeutige Beeinflussung erkennen. Organische Stickstoffverbindungen sollen im Gegensatz zum Nitrat-N als Düngemittel die Blausäurebildung fördern. Was den Gehalt während der vegetativen Entwicklung anbetrifft, so wurde dieser auch von SCHIEBLICH im Jugendstadium am höchsten gefunden, um bis zuletzt ständig abnehmend vollkommen zu verschwinden. In gleicher Weise verlief die Abnahme beim Trocknen und Silieren. Über die Vererbung des Blausäuregehaltes ließen sich trotz zahlreicher Versuche (Individualauslese auf Blausäurefreiheit in 3 Generationen bei Sudangras) keine eindeutigen Schlüsse ziehen. J. H. MARTIN, J. F. COUCH und R. R. BRIESE [9] fanden in Sorghumblättern 19 bis 56 mg % Blausäure (auf Frischsubstanz), und zwar in den älteren Blättern weniger als in den jüngeren, in der Blattfläche viel mehr als in der Mittelrippe. Neben umfassenden Anbauversuchen mit zahlreichen Hirsearten in- und ausländischer Herkunft hat P. PEHL [11] bei einer Sorghumhirse aus Portugal den Blausäuregehalt von Beginn der Entwicklung bis zur Zeit der Blüte etwa in einwöchigen Abständen untersucht und fand ebenfalls ein ständiges Absinken desselben von 1,26 mg % auf 0,20 mg % (auf Frischsubstanz). Versuche mit einer Sorghumhirse aus Bulgarien (bulgarische Besenhirse) ließen eine deutliche Zunahme der Blausäure bei steigender N-Düngung erkennen.

Welche Ursachen für die Bildung dieser flüchtigen Säure verantwortlich zu machen sind und welche physiologische Rolle sie im Stoffwechsel spielt, bleiben umstrittene Fragen. Eine Abhängigkeit des Blausäuregehaltes von der N-Düngung findet nur zum Teil Bestätigung. Übereinstimmend wird dafür ein ständiges Abnehmen desselben während des Wachstums festgestellt, ohne ihn jedoch durch züchterische Maßnahmen beeinflussen zu können und damit eine blausäurefreie oder -arme Art zu erhalten.

3. Eigene Untersuchungen

Nach den genannten Arbeiten ist anzunehmen, daß die Art- bzw. Sortenunterschiede wahrscheinlich von größerem Einfluß auf den Blausäuregehalt sind als die Bedingungen, unter denen das Wachstum vor sich geht. Diese Vermutung wurde schon von WILLAMAN und WEST ausgesprochen.

Da man sich bei den bisher angestellten Untersuchungen über den Blausäuregehalt während der Vegetationsperiode meistens nur auf wenige Arten beschränkte, sollten unter gleichen Umweltfaktoren — allerdings zu verschiedenen Aussaatzeiten — aus der Vielzahl der Arten bzw. Sorten dieser Pflanzengruppe 16 vergleichsweise geprüft werden.

Es handelt sich um nachstehende Spezies:

Probe-Nr.	Art bzw. Sorte	Herkunft
2	Sudangras	Kraftborn
4	Zuckersirk	„
5	Kleine Klumphirse	„
6	Gelbe hohe Klumphirse	„
7	Graue Klumphirse	„
10	Silberhirse	„
11	Silberhirse Flattertyp	„
14	Rispenhirse	Maleksberg
20	Futterhirse	Kraftborn
21	Futter- und Körnerhirse	„
22	Kolbenhirse	„
23	Frühe Kolbenhirse	„
24	Kurzborstige Riesenkolbenhirse	„
25	Frühe rote Flatterhirse	„
26	Späte rote Klumphirse	„
36	Große Kolbenhirse	Limburger Hof

Für die quantitative Bestimmung der glycosidisch gebundenen Blausäure in Pflanzenmaterial steht eine ganze Reihe von Verfahren zur Verfügung. Sie verlaufen gewöhnlich in 3 Etappen, und zwar in dem Freimachen, dem Abtreiben und der eigentlichen Bestimmung der Blausäure auf gewichtsanalytischem, maßanalytischem oder kolorimetrischem Wege.

Bei der vorliegenden Arbeit wurde hinsichtlich des Freimachens und Abtreibens der Blausäure im Prinzip ein von STEKELENBURG empfohlenes, etwas abgeändertes Verfahren nach VERSCHAFFELT [7] zugrundegelegt. Für diese Untersuchungen hat sich ein für diesen Zweck eigens konstruiertes Glasgerät gut bewährt (Fig. 1).

Es besteht aus einem 250 ml fassenden weithalsigen, mit Schliff versehenen Kolben, der durch einen Glasstopfen verschließbar ist. Ein durch diesen Glasstopfen gehendes Rohr reicht fast bis zum Boden des Kolbens und dient zur Einleitung des Stickstoffs. Ein zweites Rohr ist am oberen Teil des Glasstopfens angeschmolzen und bildet die Verbindung zum absteigenden Liebigkühler. Der Tropftrichter wurde angebracht für den Fall, daß die Glycosidspaltung durch Zusatz eines Enzyms vorgenommen wird. Der am Ende des Kühlers angeschlossene Vorstoß reicht fast bis zum Boden eines 100 ml fassenden Erlenmeyerkolbens, der bei 50 ml mit einer Marke versehen ist.

Für die eigentliche Bestimmung der Blausäure im Destillat wurde die von AUTENRIETH und QUANTMEYER [1] empfohlene SCHÖNBEIN'sche Guajakharz-Kupfersulfatprobe herangezogen, die sich für die quantitative Bestimmung kleinster Blausäuremengen auf kolorimetrischem Wege sehr gut eignen soll. Frisch bereitete weingeistige 5% ige Guajakharztinktur und wäßrige 1% ige Kupfersulfatlösung bilden mit Blausäure in 50% iger alkoholischer Lösung rein blaue und absolut klare Farblösungen. Der entwickelte Farbton nimmt bei längerem Stehen an Farbstärke zu, und die kolorimetrische Bestimmung muß aus diesem Grunde innerhalb 3 Minuten nach Zusatz der Reagenzien erfolgen. Stoffe wie Ammoniak, Salzsäure oder Salpetersäure, die mit Guajakharzkupfersulfat unter Umständen auch Blaufärbung liefern, scheiden bei dem zu untersuchenden Material aus.

Eine aus Kaliumcyanid hergestellte Lösung, deren Gehalt maßanalytisch nach VOLHARD ermittelt wurde (1 ml = 0,01 mg KCN), diente zur Erstellung der Eichtabelle bzw. Eichkurve. Da über die zur Bestimmung erforderlichen Mengen an Reagenzien keine Angaben zu finden waren, hat es sich nach zahlreichen Versuchen für zweckmäßig erwiesen, je Bestimmung 10 Tropfen Kupfersulfatlösung und 10 Tropfen Guajakharztinktur zu verwenden und dann auf 100 ml mit 50% igem Alkohol aufzufüllen (bei größeren KCN-Mengen kann der Zusatz von Guajakharztinktur auf 15 Tropfen erhöht werden). Zur kolorimetrischen Bestimmung diente das lichtelektrische Universalkolorimeter nach B. LANGE [8]. Die Ablesung der Absorption erfolgte genau 2 Minuten nach Zusatz der Reagenzien in die Cyanidlösung mit bekanntem Inhalt (Tabelle 1 und Abb. 1).

Tabelle 1. *Abgelesene Absorptionen mit steigendem bekannten Kaliumcyanidgehalt*

Kaliumcyanidgehalt in mg	Absorption nach 2 Minuten in Skalenteilen	Mittel aus zwei Bestimmungen in Skalenteilen
0,005	10	
	10	10,0
0,01	18	
	18	18,0
0,02	28	
	28,5	28,25
0,03	37,5	
	37	37,25
0,04	46	
	45,5	45,75
0,05	51	
	51,5	51,25
0,06	57	
	58	57,5
0,07	63	
	62,5	62,75
0,08	66,5	
	66,5	66,5
0,09	70	
	70	70,0
0,10	72,5	
	72,5	72,5
0,11	74	
	73,5	73,75
0,12	75	
	76	75,5

Kaliumcyanidgehalt in mg	Absorption nach 2 Minuten in Skalenteilen	Mittel aus zwei Bestimmungen in Skalenteilen
0,13	76	
	77	76,5
0,14	78,5	
	77	77,75
0,15	80	
	79	79,5
0,16	80	
	79	79,5
0,17	82,5	
	84	83,25
0,18	82	
	85	83,5

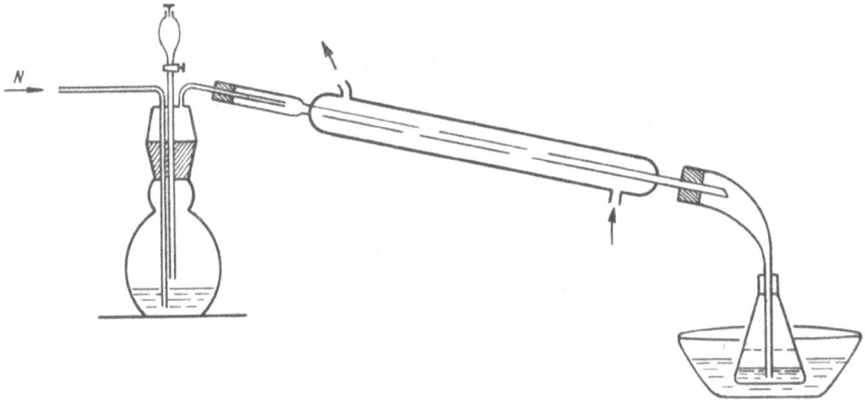

Fig. 1

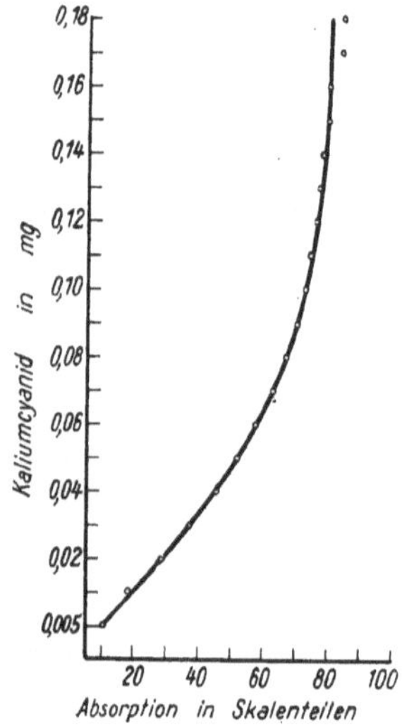

Abb. 1

Der Verlauf der Kurve entspricht nicht dem LAMBERT-BEER'schen Gesetz und zeigt außerdem, daß bei KCN-Mengen über 0,14 mg die Ablesung ungenau wird. Kontrollanalysen ergaben befriedigend übereinstimmende und reproduzierbare Werte.

Arbeitsweise: a) Freimachen der Blausäure. In dem mit 100 ml Wasser beschickten und auf dem Wasserbad auf 62—63° C erwärmten Kolben werden je Bestimmung 5 g der unmittelbar vorher zerschnittenen frischen Hirseblätter gebracht, der Kolben mit dem Glasstopfen oder mit einem Gummistopfen gut verschlossen, kräftig geschüttelt und dann wieder auf ein Wasserbad bei 62—63° C (Temperatur im Kolben 60° C) gestellt. Nach 3 bis 4 Minuten wird der Kolben abermals kräftig geschüttelt und 20 bis 22 Stunden bei Zimmertemperatur stehengelassen.

b) Abtreiben der Blausäure. Nach dieser Mazerationszeit wird das Destillationsrohr des Kolbens mit dem Liebigkühler verbunden. Der als Vorlage dienende mit 10 ml Wasser beschickte Erlenmeyerkolben muß in kaltes Wasser gestellt und an die gut abgedichtete Apparatur so angeschlossen werden, daß die Mündung des Vorstoßes in die Flüssigkeit ragt. Nunmehr wird durch das Einleitungsrohr die Luft aus dem Apparat durch Stickstoff verdrängt und anschließend bei mäßigem Sieden auf dem Drahtnetz so lange abdestilliert, bis die Gesamtmenge des Destillates in der Vorlage 50 ml beträgt.

c) Quantitative Bestimmung der Blausäure. Das so erhaltene Destillat (50 ml) wird nach Zugabe von 10 Tropfen Kupfersulfatlösung und 10 Tropfen Guajakharztinktur (bei Bedarf bis 15 Tropfen) mit Weingeist (96 Vol. %) auf 100 ml aufgefüllt und genau nach 2 Minuten die Absorption im Kolorimeter abgelesen. Bei größeren Blausäuremengen kann das Destillat vorher entsprechend verdünnt werden. Anhand der Tab. 1 läßt sich durch Interpolation der Gehalt an Kaliumcyanid berechnen. Um auf den Gehalt

Tabelle 2. *Blausäuregehalt in Hirseblättern. Erste Aussaat: 13. 5. 1942*

Probe-Nr.	Bezeichnung der Art bzw. Sorte	Schnitt und Tag der Probeentnahme	Wassergehalt %	Blausäuregehalt mg % i. d. Frischsubstanz	Blausäuregehalt mg % i. d. Trockensubstanz
2.	Sudangras	1. Schnitt (25. 7. 42)	78,0	2,78	12,64
	"	2. Schnitt (25. 8. 42)	76,50	2,46	10,47
4.	Zuckersirk	nicht aufgegangen	—	—	—
5.	Kleine Klumphirse . . .	1. Schnitt (27. 7. 42)	78,5	1,00	4,65
	" " . .	2. " (25. 8. 42)	74,5	0,47	1,84
6.	Gelbe hohe Klumphirse .	1. " (27. 7. 42)	82,5	1,01	5,77
	" " " . . .	2. " (27. 8. 42)	74,5	0,43	1,69
7.	Graue Klumphirse . . .	1. " (29. 7. 42)	81,5	1,18	6,38
	" " . . .	2. " (27. 8. 42)	74,5	0,65	2,55
10.	Silberhirse	1. " (29. 7. 42)	81,5	0,78	4,22
	"	2. " (31. 8. 42)	78,0	0,54	2,46
	"	3. " (4. 9. 42)	79,0	0,85	4,05
	"	4. " (21. 9. 42)	69,5	0,09	0,30
11.	Silberhirse-Flattertyp . .	1. " (31. 7. 42)	82,0	1,19	6,61
	" " . .	2. " (8. 9. 42)	74,5	0,42	1,65
14.	Rispenhirse	1. "	—	—	—
	"	2. " (11. 9. 42)	75,0	0,42	1,68
20.	Futterhirse	1. " (25. 7. 42)	82,5	0,29	1,66
	"	2. " (11. 9. 42)	74,0	0,40	1,54
21.	Futter und Körnerhirse .	1. " (7. 8. 42)	77,5	0,62	2,76
	" " " .	2. " (13. 9. 42)	70,5	0,32	1,08
22.	Kolbenhirse	1. " (3. 8. 42)	77,5	0,44	1,96
	"	2. " (13. 9. 42)	68,5	0,32	1,02
23.	Frühe Kolbenhirse . . .	1. " (3. 8. 42)	76,5	0,51	2,17
	" " . . .	2. " (15. 9. 42)	68,0	0,21	0,66
24.	Kurzborstige Riesenkolbenhirse	1. " (5. 8. 42) 2. " (15. 9. 42)	90,0 69,0	0,39 0,26	3,90 0,84
25.	Frühe rote Flatterhirse . .	1. " (3. 8. 42)	79,0	0,66	3,14
	" " " . .	2. " (8. 9. 42)	74,0	0,28	1,08
26.	Späte rote Klumphirse . .	1. " (31. 7 42)	85,5	1,15	7,93
	" " " . .	2. " (31. 8. 42)	78,5	0,66	3,07
	" " " . .	3. " (4. 9. 42)	72,0	0,67	2,39
36.	Große Kolbenhirse . . .	1. " (5. 8. 42)	78,0	0,37	1,68
	" " . . .	2. " (15. 9. 42)	70,5	0,20	0,68

Tabelle 3. *Blausäuregehalt in Hirseblättern. Zweite Aussaat: 6. 8. 1942*

Probe-Nr.	Bezeichnung der Art bzw. Sorte	Schnitt und Tag der Probeentnahme	Wassergehalt %	Blausäuregehalt mg%	
				i. d. Frischsubstanz	i. d. Trockensubstanz
2.	Sudangras	1. Schnitt (17. 9. 42)	83,0	1,25	7,35
	"	2. " (7. 10. 42)	75,5	2,62	10,69
4.	Zuckersirk	1. " (17. 9. 42)	82,0	1,84	10,22
	"	2. " —	—	—	—
5.	Kleine Klumphirse	1. " (18. 9. 42)	82,0	0,22	1,22
	" "	2. " —	—	—	—
6.	Gelbe hohe Klumphirse	1. " (18. 9. 42)	82,0	0,20	1,11
	" " "	2. " (7. 10. 42)	78,5	0,69	3,21
7.	Graue Klumphirse	1. " (22. 9. 42)	82,0	0,26	1,44
	" "	2. " (13. 10. 42)	72,0	0,38	1,36
	" "	3. " (27. 10. 42)	67,0	0,22	0,67
10.	Silberhirse	1. " (22. 9. 42)	83,0	0,24	1,41
	"	2. " (13. 10. 42)	78,5	0,35	1,63
	"	3. " (27. 10. 42)	77,5	0,20	0,89
11.	Silberhirse-Flattertyp	1. " (23. 9. 42)	82,0	0,29	1,61
	" "	2. " (18. 10. 42)	74,0	0,17	0,65
14.	Rispenhirse	1. " (24. 9. 42)	84,0	0,25	1,56
	"	2. " —	—	—	—
20.	Futterhirse	1. " (24. 9. 42)	80,5	0,22	1,13
	"	2. " (7. 10. 42)	82,0	0,65	3,61
21.	Futter- und Körnerhirse	1. " (25. 9. 42)	80,0	0,37	1,85
	" " "	2. " —	—	—	—
22.	Kolbenhirse	1. " (25. 9. 42)	78,0	0,32	1,45
	"	2. " (6. 10. 42)	74,0	0,49	1,88
	"	3. " (16. 10. 42)	64,5	0,29	0,82
23.	Frühe Kolbenhirse	1. " (28. 9. 42)	81,0	0,37	1,95
	" "	2. " (16. 10. 42)	74,0	0,22	0,85
24.	Kurzborstige Riesenkolbenhirse	1. " (28. 9. 42)	79,0	0,28	1,33
		2. " —	—	—	—
25.	Frühe rote Flatterhirse	1. " (23. 9. 42)	80,0	0,26	1,30
	" "	2. " —	—	—	—
26.	Späte rote Klumphirse	1. " (21. 9. 42)	80,0	0,17	0,85
	" " "	2. " (18. 10. 42)	67,5	0,22	0,68
36.	Große Kolbenhirse	1. " (28. 9. 42)	82,0	0,28	1,56
	" "	2. " (6. 10. 42)	72,5	0,40	1,45

an Blausäure zu gelangen, wird der jeweils ermittelte KCN-Wert mit dem Faktor 0,41506 multipliziert.

Die 16 Hirsearten bzw. -sorten wurden auf dem Versuchsfeld des Sortenamtes Leipzig angebaut. Der Versuchsort liegt in der zentralen Klimaprovinz 145 m über NN, mit einem diluvialen, mittelschweren, humusarmen, sandigen Lehmboden mit Sandunterlage und mit einer durchschnittlichen Niederschlagsmenge von 602,7 mm. Als Düngung wurde eine mittlere Handelsdüngergabe NPK verabreicht. Die Entnahme der Proben erfolgte unter einheitlichen Bedingungen, und zwar in den Diagonalen der Parzellen; die Untersuchung auf Blausäuregehalt nach dem beschriebenen Verfahren.

Von der ersten Aussaat wurden 32 Proben untersucht, von der zweiten, die später angelegt war, 29 Proben. Der 1. Schnitt und der 2. bzw. 3. Schnitt liegen zeitlich in den meisten Fällen reichlich 4 Wochen auseinander. Mit dem 1. und 2. Schnitt wurden die Entwicklungsstadien bis nach der Blüte erfaßt.

Die Ergebnisse sind in den Tabellen 2 und 3 zusammengestellt und die Werte (Mittel aus zwei Bestimmungen) sowohl auf die Frischsubstanz als auch, um einen besseren Vergleich zu haben, auf die Trockensubstanz bezogen. Die Wasserbestimmung erfolgte nach der Xylolmethode.

4. Besprechung und Auswertung der Ergebnisse

Bei Betrachtung der Tabellen 2 und 3 fällt der besonders hohe Gehalt an Blausäure bei dem Sudangras auf. Im übrigen ist er bei den einzelnen Arten (Sorten) sehr verschieden. In fast allen Fällen kann beobachtet werden, daß der Blausäuregehalt mit fortschreitendem Wachstum teilweise recht beachtlich abnimmt, so daß in manchen Fällen beim zweiten Schnitt nur noch Bruchteile des Gehaltes vom ersten Schnitt vorhanden sind. Allein bei drei Arten der zweiten Aussaat (Sudangras, gelbe hohe Klumphirse und Futterhirse) ist beim zweiten Schnitt eine Zunahme des Blausäuregehaltes zu verzeichnen. Die Ursache dieser unerwarteten Erscheinung konnte nicht geklärt werden. Bemerkenswert ist ferner, daß bei den Blättern der zweiten Aussaat, mit wenigen Ausnahmen, im Mittel nie der Gehalt der ersten Aussaat erreicht wird. Da die Hirse eine Kurztagpflanze ist, könnten evtl. die jahreszeitlich bedingten Unterschiede, hinsichtlich der Länge der Tage mit dem verschiedenen Blausäuregehalt der ersten und zweiten Aussaat in einem Zusammenhang stehen. Bei Sudangras, gelber hoher Klumphirse und Futterhirse liegt vielleicht ein abweichendes photoperiodisches Verhalten vor.

In einem Falle wurde auch der Blausäuregehalt bei den grünen Stengeln im Vergleich zu den grünen und gelben Blättern bestimmt. Verwendung fand hierfür die gelbe hohe Klumphirse der ersten Aussaat (Tab. 4). Wie schon in

Tabelle 4. *Blausäuregehalt in den grünen Stengeln, den gelben und grünen Blättern der gelben hohen Klumphirse (1. Aussaat)*
Tag der Probeentnahme: 9. 10. 42

Pflanzenteil	Wassergehalt %	Blausäuregehalt mg %	
		in der Frischsubstanz	in der Trockensubstanz
Grüne Stengel . . .	76,5	0,29	1,23
Grüne Blätter	72,0	0,49	1,75
Gelbe Blätter	36,0	0,32	0,50

früheren Arbeiten festgestellt wurde, enthalten die grünen Blätter mehr Blausäure als die grünen Stengel, während mit dem Gelbwerden der Blätter der Gehalt wesentlich abnimmt. Diese Abnahme dürfte nach SCHIEBLICH dahingehend eine Erklärung finden, daß sich die Blausäureglycoside als Kohlenhydrat- und Stickstoffreserven bei alten, absterbenden Blättern umwandeln und wieder in den Stoffwechsel gelangen.

Nach den vorliegenden Ergebnissen wird man zu der Annahme berechtigt, daß der Gehalt der aus verschiedenen Hirsearten entwickelten Blausäure sorten- bzw. artbedingt und wesentlich von der Aussaatzeit und vom Stadium der vegetativen Entwicklung abhängig ist. Infolge kriegsbedingter Verhältnisse war es leider nicht möglich, diese Versuche mehrere Jahre hindurch fortzusetzen, so daß diese einjährigen Ergebnisse einer Bestätigung durch weitere Untersuchungen bedürfen. Die Feststellungen von SCHIEBLICH [12], wonach bei Schoßbeginn bzw. Beginn der Blüte der Blausäuregehalt auf o sinkt, konnten genau wie von PEHL [11] u. a. nicht bestätigt werden. Unter diesen Bedingungen wäre für eine bedenkenlose Verwendung der Hirse als Grünfutter die Giftigkeitsgrenze zu klären, anderenfalls die Verfütterung in frischem Zustand Gefahren in sich birgt. Ähnlich wie bei der Lupine, wo man aus einer alkaloidreichen eine alkaloidarme Art entwickelt hat, bleibt es natürlich auch bei der Futterhirsezüchtung das zu erstrebende Ziel, den Blausäuregehalt weitestgehend zu senken, um eine wenn auch nicht blausäurefreie, so doch wenigstens blausäurearme, massenwüchsige Sorte mit hohem Ertrag und Futterwert zu erhalten.

5. Zusammenfassung

Es wird eine Methode zur Bestimmung des Blausäuregehaltes in frischen Hirseblättern beschrieben. Mit dieser Methode wurden 16 unter gleichen Umweltfaktoren gezüchtete Hirsearten auf ihren Blausäuregehalt während der Vegetationsperiode untersucht. Nach den erzielten Ergebnissen scheint der Blausäuregehalt in Hirsen vor allem art- bzw. sortenbedingt und wesentlich auch von der Aussaatzeit und dem Stadium der vegetativen Entwicklung abhängig zu sein. Ein völliges Verschwinden der Blausäure konnte auch nach der Blüte bzw. bei Beginn der Samenbildung nicht festgestellt werden.

Literaturverzeichnis

1 AUTENRIETH-BAUER, Die Auffindung der Gifte 6. Aufl. 1943 S. 27—28.

2 COUCH, J. F., u. BRIESE, R. R., J. Washington Acad. Sci. *30*, 413—21 (1940), Chem. Zbl. 1941 I. 1550.

3 FRÖHNER, E., Lehrbuch der Toxikologie für Tierärzte 4. Aufl. 1919 S. 266—72.

4 Jahresbericht Veterinär-Medizin *Bd. 62*, 455 (1938).

5 Jahresbericht Veterinär-Medizin *Bd. 64*, 24—25 (1939).

6 Jahresbericht Veterinär-Medizin *Bd. 66*, 457 (1940).

7 KLEIN, G., Handbuch der Pflanzenanalyse Bd. III/2, 1932, S. 1041.

8 LANGE, B., Kolorimetrische Analyse 3. Aufl. 1944 S. 30—39.

9 MARTIN, J. H., COUCH, J. F., u. BRIESE, R. R., J. Amer. Soc. Agron. *30*, 725—34 (1938) Chem. Zbl. 1939 I. 155.

10 NARASIMHA ACHARYA, C., Indian J. agric. Sci. *3*, 851—69, Chem. Zbl. 1935 I. 3150.

11 PEHL, P., Der Züchter *13*, 147 (1941).

12 SCHIEBLICH, J., Landwirtschaftliche Jahrbücher *Bd. 86*, 372—431 (1938).

13 SCHRÖDER, J., u. DAMMANN, H., Chemiker Ztg. *35*, 1436—37 (1911)

14 WEHMER, C., Die Pflanzenstoffe 2. Aufl. 1929, Bd. I. S. 71—73.

15 WILLAMAN, J. J., Journ. of Biol. Chem. *29*, 25—36 (1917), Chem. Zbl. 1917 II. 777.

16 WILLAMAN, J. J., u. WEST, R. M., Journ. of Agr. Res. *6*, 261—72 (1916), Chem. Zbl. 1916 II. 516.

17 ZIMMERMANN, K., Die deutsche Landwirtschaft *2*, 401—02 (1951).

Aus der Landwirtschaftlichen Versuchsstation Rostock
(Direktor: Prof. Dr. K. NEHRING)

K. NEHRING und W. SCHRAMM†

ZUSAMMENSETZUNG UND VERDAULICHKEIT EINHEIMISCHER ÖLSAATRÜCKSTÄNDE (RAPS-, SENF-, MOHN-, ÖLLEIN-, TABAK- UND ANDERER EXTRAKTIONSSCHROTE)

Die starke Zunahme des Ölfruchtanbaues hat es mit sich gebracht, daß die Menge der aus der heimischen Erzeugung anfallenden Ölsaatrückstände in den letzten Jahren ganz erheblich zugenommen hat, und daß diese einen wesentlichen Anteil bei der Versorgung unseres Viehbestandes mit Kraftfuttermitteln ausmachen. Dabei ist bei ihrem Einsatz zu beachten, daß in der Verarbeitung der Ölsamen zur Fettgewinnung insofern ein erheblicher Unterschied eingetreten ist, als früher in der Hauptsache nach dem Preßverfahren gearbeitet wurde, bei dem die Rückstände in Form von *Preßkuchen* anfielen. Diese enthielten noch immer einen mehr oder minder beträchtlichen Gehalt an Fett (etwa 5—10%). Im Interesse der restlosen Fettgewinnung für die menschliche Ernährung wird aber heute fast ausschließlich nach dem Extraktionsverfahren gearbeitet, bei dem das Öl der Saat praktisch bis auf einen geringen Rest entzogen wird. Die anfallenden *Extraktionsschrote* enthalten daher nur einen geringen Fettanteil. Dies ist, abgesehen von der Änderung des Futterwertes, insofern für die Verfütterung von nicht unwesentlicher Bedeutung, als die spezifischen Eigenschaften, die den verschiedenen Ölkuchen zugeschrieben werden, in erster Linie durch das vorhandene Fett bedingt sind, während die Extraktionsschrote nach Entzug des Fettes gewissermaßen als neutrale Futtermittel anzusehen sind, denen im allgemeinen in wesentlich geringerem Umfang spezifische Wirkungen zukommen. So ist z. B. die das Milchfett herabsetzende Wirkung, die durch die Mohnkuchen [14, 15] verursacht wurde, bei den Extraktionsschroten verschwunden und ähnliches gilt für die anderen Extraktionsschrote. Es haben daher die von früher vorliegenden Angaben [7] über Zusammensetzung, Verdaulichkeit und Wirkung dieser Ölsaatrückstände nur einen bedingten Wert, so daß es notwendig erschien, durch systematische Untersuchungen neue Unterlagen zur Beurteilung der jetzt anfallenden Ölsaatextraktionsschrote zu schaffen. Über das Ergebnis der in den letzten Jahren hier durchgeführten Untersuchungen soll im folgenden berichtet werden.

1. Rapsextraktionsschrot

Das Rapsextraktionsschrot ist insofern von besonderer Bedeutung, als der Raps im allgemeinen den größten Raum im Anbau der Ölsaaten einnimmt und demzufolge auch die Menge der hier anfallenden Rückstände die der anderen Extraktionsschrote erheblich übersteigt.

Die Verfütterung der Rapsextraktionsschrote ist jedoch ein etwas schwieriges Problem, da diese durch den Gehalt der Rapssamen an einem senfölhaltigen Glukosid gewisse Schwierigkeiten macht (vgl. auch K. NEHRING und J. SCHÜTTE [12]). Wir haben uns in Rostock in besonderem Maße mit der Frage des Einsatzes des Rapsextraktionsschrotes in der Fütterung befaßt. Da über das Ergebnis dieser Untersuchungen bereits an anderer Stelle [11, 12] berichtet worden ist, sollen hier nur kurze Angaben gemacht werden.

Im Mittel einer größeren Anzahl von Untersuchungen ergaben sich folgende Werte für die Zusammensetzung des Rapsextraktionsschrotes:

Trock.-Subst. %	Organ. Subst. %	Roh-protein %	Rohfett %	Rohfaser %	N-freie Extrakt-stoffe %	Asche %	Verd.-Koeffizient für Rohprot.	Verdaul. Rohprot. %
88,0	80,5	35,0	2,3	13,5	29,7	7,5	86,5	30,3

Der Gehalt an Rohprotein liegt demnach mit 35% etwas höher als bei den früheren Rapskuchen, bei denen man mit etwa 32% rechnen konnte. Der Gehalt an Fett ist gegenüber Extraktionsschroten aus früheren Jahren, bei denen er bei etwa 1—1,5% lag, in geringem Umfang angestiegen, bedingt wohl durch Änderungen im Extraktionsverfahren.

Bei den von uns ausgeführten Ausnützungsversuchen wurden im Mittel folgende *Verdauungskoeffizienten* gefunden:

	Organische Substanz	Rohprotein	Rohfett	Rohfaser	N-freie Extraktstoffe
Hammel	80,5	83,5	86,4	46,7	87,5
Schweine	75,5	84,3	62,4	40,5	79,2

Die Verdaulichkeit ist als durchaus günstig zu bezeichnen. Die Werte liegen im allgemeinen nicht unerheblich höher als sie früher von KELLNER [7] für Rapskuchen oder entfettetes Rapsmehl angegeben worden sind.

Aus den Verdauungskoeffizienten und der durchschnittlichen Zusammensetzung errechnen sich folgende *Nährstoffwerte:*

	Verdauliches Rohprotein %	Stärkewert	
Wiederkäuer .	29,2	60,7	(Wertigkeit 95)
		Gesamt-nährstoff	
Schweine . . .	29,5	61,7	

Für den praktischen Einsatz des Rapsextraktionsschrotes ist von Bedeutung, daß es ein *Glukosid* enthält, das unter der Einwirkung eines Ferments — der Myrosinase — unter Freiwerden von *Senföl* und zwar des flüchtigen Crotonylsenföles ($C_4H_7N = C = S$) zerfällt. Dieses Crotonylsenföl ist zwar weniger wirksam als das flüchtige Allylsenföl ($C_3H_5N = C = S$) aus dem schwarzen Senf (Brassica nigra) bzw. Sareptasenf (Brassica juncea); aber das Rapsextraktionsschrot wird infolge des scharfen Geschmacks, der durch das Senföl verursacht wird, z. T. ungern genommen und wird von einigen Tieren, insbesondere von Schweinen nicht gut vertragen. Um einen Überblick über den Gehalt des Rapsextraktionsschrotes an Senföl zu bekommen, ist im Jahre 1944 eine größere Anzahl von Proben (71) auf den Gehalt an Senföl und zwar Gesamtsenföl untersucht worden [12]). Der Gehalt an Senföl in diesen Proben verteilte sich wie folgt:

Gehalt an Senföl					
über 0,50 %	0—0,10 %	0,11—0,20 %	0,21—0,30 %	0,31—0,40 %	0,41—0,50 %
1,5	0	16,9	25,3	38,0	18,3

Es liegt also bei einem erheblichen Anteil der Proben der Gehalt an Senföl über 0,30%, bei welchem Gehalt man auch bei der Verfütterung an Wiederkäuer vorsichtig sein muß. Bei den Untersuchungen der folgenden Jahre (1945/47) wurden allerdings etwas niedrigere Gehalte gefunden als bei denen von 1944. Es lagen nunmehr die Gehalte im allgemeinen zwischen 0,15 und 0,25% und überstiegen 0,30% nicht; 1948 wurden Werte bis 0,4% festgestellt. Im Winter 1950/51 sind uns verschiedentlich Mitteilungen über Schadensfälle nach Verfütterung von Rapsextraktionsschrot zugegangen. Die durchgeführten Untersuchungen ergaben in den Proben von den Schadensfällen fast ausnahmslos einen hohen Senfölgehalt von 0,40 bis zu 0,50%. Dazu waren gewöhnlich hohe Mengen (über 2 kg) verabreicht worden.

Man muß also mit nicht unerheblichen Schwankungen im Gehalt an Senföl rechnen, die einmal auf jahreszeitliche Ursachen zurückgeführt werden können, z. T. auch durch Veränderungen bei der Verarbeitung der Saaten bedingt sind, worauf in einer früheren Arbeit ausführlicher eingegangen worden ist. Es ist somit der Frage des Senfölgehaltes eine erhebliche Aufmerksamkeit zu schenken, wobei auch der Gehalt an freiem Senföl zu berücksichtigen ist. Größtenteils ist allerdings der Gehalt an freiem Senföl bei den Rapsextraktionsschroten sehr gering und liegt gewöhnlich unter 0,05%, während bei den Rapskuchen verschiedentlich Gehalte von über 0,10% festgestellt werden konnten, was für die Verfütterung von erheblicher Bedeutung ist.

Von H. KUMMER und TH. KUPKA [9] erschien während der Fertigstellung dieser Arbeit ein Bericht über Beschaffenheit, Zusammensetzung und Senfölgehalt von aus Italien eingeführten Rapskuchen, auf den in diesem Zusammenhang hingewiesen werden soll.

Die praktischen Erfahrungen, die in den letzten Jahren bei der Verfütterung der inländischen Rapsextraktionsschrote gemacht worden sind, haben ergeben, daß man nach langsamer Umstellung an Rindvieh bis 2 kg je Tier und Tag, an Jungvieh 0,5—1,0 kg geben kann. Hier hat sich das Rapsextraktionsschrot durchaus bewährt. Bei Senfölgehalten über 0,3% darf man jedoch höchstens 1 kg je Tier und Tag verabreichen. An Schweine wird man es nicht direkt verabreichen können. Hier ist es notwendig, das Senföl möglichst vor der Verfütterung zu entfernen, was auf biologisch-enzymatischem Wege durch Einsäuerung zusammen mit Wruken [10] erreicht werden kann.

2. Senfsaatextraktionsschrot

Der Anbau des weißen Senfes (Sinapis alba) als Sommerölfrucht für Zwecke der Speiseölgewinnung ist in den letzten Jahren stärker in den Vordergrund getreten. Mit dem verstärkten Anbau sind nicht unerhebliche Mengen an Senfsaatrückständen im Zuge der Rücklieferung für abgelieferte Ölsaaten an die Landwirtschaft gegangen, gegen deren Verfütterung vielfach Bedenken erhoben worden sind. Diese wurden damit begründet, daß früher bei der Einfuhr Rapskuchen mit einem Gehalt an Senfrückständen von über 10% beanstandet wurden. Diese Angaben bezogen sich jedoch nicht auf die Rückstände des weißen Senfes, sondern auf die des schwarzen Senfes bzw. des Sareptasenfes, nach deren Verfütterung infolge ihres höheren Gehaltes an dem physiologisch erheblich stärker wirkenden Allylsenföl verschiedentlich schwere Erkrankungen aufgetreten sind. Schwarzer Senf bzw. Sareptasenf enthalten bis über 1% an Allylsenföl. Im weißen Senf ist zwar auch ein Glukosid vorhanden, das Sinalbin, das jedoch ein nichtflüchtiges Senföl (Sinalbinsenföl) von geringerer Wirksamkeit enthält. Da der Anbau des weißen Senfes erst in den letzten Jahren größeren Umfang angenommen hat, liegen Untersuchungen über Zusammensetzung und Verdaulichkeit nur in geringem Umfang vor.

Von K. BAENSCH [1] ist ein *Ausnützungsversuch an Hammeln* durchgeführt worden. Es wurden hierbei folgende Ergebnisse erhalten:

	Trocken-Subst.	Organ. Subst.	Roh-protein	Rein-protein	Rohfett	Roh-faser	N-freie Extrakt-stoffe	Asche
Zusammensetzung in %	93,50	86,20	42,75	38,80	0,15	14,10	29,20	7,30
Verdauungskoeffizienten		81,5	80,9	82,1	—	72,6	87,9	

Hieraus ergibt sich ein Gehalt an verdaulichen Nährstoffen (in Trockensubstanz):

verdauliches Rohprotein	37,0%
Stärkewert	62,6%

Der Gehalt an Rohprotein liegt hier recht hoch, und die Verdaulichkeit ist als eine durchaus günstige zu bezeichnen.

Von uns wurde zunächst eine größere Anzahl von Proben *Senfsaatextraktionsschrot*, die aus den Erntejahren 1946 und 1947 stammten, untersucht; hierbei wurden folgende Ergebnisse erhalten:

	Trocken-Substanz %	Organ. Substanz %	Roh-protein %	Rohfett %	Rohfaser %	N-freie Extrakt-stoffe %	Asche %
Im Mittel . .	89,00	81,53	37,66	1,47	9,48	32,92	7,47
Schwankungen			36,56—38,30	0,85—1,79	7,18—11,20	31,28—34,28	6,03—8,65

Die Zusammensetzung der verschiedenen Schrote ist eine recht einheitliche; die Schwankungen halten sich innerhalb enger Grenzen. Der Proteingehalt liegt gegenüber den anderen Extraktionsschroten verhältnismäßig hoch; demgegenüber ist der Gehalt an Rohfaser relativ niedrig, so daß eine günstige Verdaulichkeit zu erwarten ist, was sich bei den Ausnützungsversuchen auch bestätigt hat.

Es sind *Ausnützungsversuche mit Senfsaatkuchen* aus der Rostocker Ölmühle und mit *Senfsaatextraktionsschroten* durchgeführt worden.

a) Versuche mit Senfsaatpreßkuchen

1. Versuch an Hammeln (I/3/46).

Die Futterration betrug: 500 g Grünfuttertrockengut
300 g Senfkuchenschrot

Der Fütterungsversuch machte keine Schwierigkeiten; das Senfkuchenschrot wurde gut gefressen. Die Übereinstimmung zwischen beiden Versuchstieren war eine gute. Das Ergebnis des Versuches war folgendes:

	Roh-nährstoffe %	Verdauungs-koeffizienten	Verdauliche Nährstoffe %
Organische Substanz . . .	92,41	82,7	76,4
Rohprotein	37,30	88,1	**32,9**
Rohfett	12,78	95,4	12,2
Rohfaser	9,43	62,7	5,9
N-freie Extraktstoffe . . .	32,90	77,4	25,4
Rohasche	7,59	Stärkewert:	**86,9**

Da es sich um einen Preßkuchen handelt, liegt der Gehalt an Fett hoch; im übrigen ist die Zusammensetzung normal. Die Verdauungskoeffizienten sind mit 82,7 für die organische Substanz und 88 für das Rohprotein als günstig zu bezeichnen.

2. Versuch an Schweinen (Versuch I/12/46).

Die Futterration betrug: 1000 g Gerste
400 g Senfkuchenschrot

Der Versuch konnte nur mit einem Tier durchgeführt werden; die Futteraufnahme machte gewisse Schwierigkeiten, so daß ein kleiner Futterrest zurückblieb, der in Rechnung gestellt wurde.

Das Ergebnis des Versuches war folgendes:

	Roh-nährstoffe %	Verdauungs-koeffizienten	Verdauliche Nährstoffe %
Organische Substanz . . .	92,19	98,8	91,1
Rohprotein	34,39	96,5	**33,2**
Rohfett	11,02	96,8	10,7
Rohfaser	7,44	53,0	3,9
N-freie Extraktstoffe . . .	39,34	100	39,3
Rohasche	7,81	Gesamtnährstoff:	**101,0**

Die erhaltenen Verdauungskoeffizienten liegen mit über 98% für die organische Substanz und auch bei den anderen Nährstoffen außerordentlich hoch, so daß man sie kaum als wahrscheinlich ansehen kann, um so mehr, als die Durchführung gewissen Schwierigkeiten begegnete. Immerhin wird man mit einer hohen Verdaulichkeit rechnen können.

b) Versuche mit Senfsaatextraktionsschrot

Auch hier sollten die Versuche an Hammeln und Schweinen durchgeführt werden. Die Schweine machten jedoch bei der Aufnahme des Schrotes erhebliche Schwierigkeiten, so daß von der Durchführung des Versuches Abstand genommen werden mußte. Hingegen verlief der Versuch mit dem Extraktionsschrot an Hammeln einwandfrei.

Es wurden folgende Ergebnisse erhalten:
Versuch II/5/48.

	Roh-nährstoffe %	Verdauungs-koeffizienten	Verdauliche Nährstoffe %
Organische Substanz . . .	91,81	85,4	78,4
Rohprotein	41,84	85.5	**35,8**
Rohfett	1,44	26,6	0,4
Rohfaser	10,07	57,6	5,8
N-freie Extraktstoffe . . .	38,46	94,8	36,5
Rohasche	8,19	Stärkewert:	**73,0**
		(Wertigkeit = 95)	

Die Zusammensetzung des Extraktionsschrotes entsprach der üblichen. Die Verdaulichkeit liegt noch etwas höher als bei dem Versuch mit dem Senfkuchenschrot. Nehmen wir die Ergebnisse der beiden Versuche zusammen, so ergeben sich im Mittel folgende *Verdauungskoeffizienten* (Hammel):

Organische Substanz	Rohprotein	Rohfett	Rohfaser	N-freie Extraktstoffe
84,1	86,8	(61,0)	60,1	86,1

Die Verdaulichkeit der Senfsaatrückstände ist eine recht hohe und als die günstigste von den verschiedenen Ölsaatrückständen zu bezeichnen. Auch bei den Versuchen über die Mischeinsäuerung unter Zusatz von Senfsaatextraktionsschrot hat sich die höhere Verdaulichkeit gegenüber den anderen Schroten immer bestätigt.

Auf die vorher angegebene (S. 85) mittlere Zusammensetzung bezogen ergibt sich bei dem Gehalt an Trockensubstanz von 89,0% folgender Gehalt an verdaul. Nährstoffen:

Verdaul. Rohprotein %	Stärkewert
32,6	59,7

Wie aus den *Ausnützungsversuchen* hervorgeht, hat die Aufnahme der Senfsaatrückstände bei den *Schweinen* erhebliche Schwierigkeiten gemacht. Die Tiere nehmen das Senfsaatextraktionsschrot nur ungern auf. Der Grund liegt, wie schon gesagt, in dem Gehalt an dem Glukosid Sinalbin, das bei der Aufspaltung ein nichtflüchtiges *Senföl*, das Sinalbinsenföl liefert. Über den Gehalt der Extraktionsschrote an diesem Senföl liegen bisher keine sicheren Unterlagen vor, da keine ausreichende Bestimmungsmethode vorhanden ist. Wir haben in verschiedenen Schroten nur den Gehalt an flüchtigem Senföl bestimmt und regelmäßige Werte, die unter 0,05% lagen, erhalten. Der direkte Einsatz des Senfsaatextraktionsschrotes in der Schweinefütterung ist, trotzdem die Verdaulichkeit eine durchaus hohe zu sein scheint, nicht möglich. Wie sich jedoch bei unseren weiteren Arbeiten ergab, kann man auf dem gleichen Wege wie beim Rapsextraktionsschrot, nämlich durch gemeinsame Einsäuerung zusammen mit Wruken auch das Senfsaatextraktionsschrot zum Einsatz in der Schweinehaltung bringen.

Die Verfütterung des Senfsaatextraktionsschrotes an Wiederkäuer dagegen bereitet, wie schon aus Untersuchungen von H. BÜNGER [2] hervorgeht, keine besonderen Schwierigkeiten. Diese Untersuchungen zeigten, daß man nach kurzer Angewöhnungszeit an Rindvieh 2—3 kg täglich verabreichen kann. Auch bei eigenen Versuchen an Jungvieh und Milchvieh wurden von ersteren bis zu 1 kg, von letzteren bis zu 2 kg ohne Schwierigkeiten gefressen und sogar anscheinend besser als das Rapsextraktionsschrot. Das Senfsaatextraktionsschrot wird demzufolge in erster Linie bei der Verfütterung an Rindvieh und Schafe Verwendung finden, an Schweine erst nach Beseitigung des Senfölgehaltes.

3. Mohnextraktionsschrot

Den früheren Mohnkuchen wurden vielfach ungünstige Eigenschaften nachgesagt. Sie sollten auf die Milchsekretion ungünstig wirken, und sie drückten den Fettgehalt ganz beträchtlich (z. T. um mehr als 0,5%) herab (vgl. z. B. RAMM [14] oder RASMUSSEN [15]). Sie müssen daher als für das Milchvieh ungeeignet angesehen werden. Bei Untersuchungen von H. BÜNGER und E. FISSMER [3] mit Mohnextraktionsschrot dagegen, dem also das Fett fast restlos entzogen worden ist, wurden nunmehr keine besonderen Wirkungen auf Milchleistung und Fettgehalt beobachtet, so daß das Extraktionsschrot als ein neutrales Futtermittel anzusprechen ist.

Ausnützungsversuche mit Mohnextraktionsschrot liegen aus neuerer Zeit von H. BÜNGER und E. FISSMER [3] und K. SCHARRER und R. SCHREIBER [16] vor. Es wurden hierbei folgende Ergebnisse erhalten:

	Trock.-Subst.	Organ. Subst.	Roh-protein	Rein-protein	Roh-fett	Roh-faser	N-freie Extrakt-stoffe	Roh-asche	
Zusammen-setzung in %	87,09	74,73	37,15	35,98	1,78	13,34	22,46	12,36	H. BÜNGER u. E. FISSMER
Verdauungs-keeffizienten		54	85	87	100	0	48		
Zusammen-setzung in %	90,53	79,08	36,06	32,99	2,34	16,73	23,95	11,45	K. SCHARRER u. R. SCHREIBER
Verdauungs-koeffizienten		47,4	79,8	—	52,0	0	31,4		

Die Übereinstimmung zwischen den beiden Untersuchungen ist keine besonders günstige. Insbesondere liegen die für die Verdaulichkeit gefundenen Werte mit Ausnahme der für das Rohprotein recht niedrig und bleiben erheblich hinter den früher für Mohnkuchen angegebenen Verdauungskoeffizienten zurück (s. F. HOCAMP [4]).

Es erschien uns daher notwendig, diese Untersuchungsbefunde nochmals nachzuprüfen. Zunächst wurde eine Anzahl Proben auf ihre Zusammensetzung untersucht. Hierbei wurden folgende Ergebnisse erhalten:

	Trock.-Subst. %	Organ. Subst. %	Roh-protein %	Roh-fett %	Roh-faser %	N-freie Extrakt-stoffe %	Asche %	Verd.-Koeff. für Rohpr.	Verdaul. Roh-protein %
Im Mittel . . .	88,86	75,51	35,95	1,08	16,21	22,27	13,35	82,0	29,5
Schwankungen			34,56—37,95	0,60—1,97	14,60—17,40	21,14—25,52			

Auch hier zeigen sich in der Zusammensetzung der verschiedenen Proben nur geringe Unterschiede. Bemerkenswert ist der gegenüber den anderen Extraktionsschroten erhöhte Rohfasergehalt, ein Hinweis, daß hier mit einer etwas niedrigeren Verdaulichkeit zu rechnen sein wird. Allerdings liegt die bei künstlichen Verdauungsversuchen ermittelte Verdaulichkeit für das Rohprotein mit 82% durchaus günstig.

Ausnützungsversuche sind mit zwei Lieferungen durchgeführt worden, mit einer nur an Hammeln, mit der zweiten an Hammeln und Schweinen. Die

Aufnahme durch die Tiere, bei den Hammeln sowie bei den Schweinen, machte keine Schwierigkeiten; das Schrot wurde gern gefressen. Das Ergebnis der Ausnützungsversuche war folgendes:

Mohnextraktionsschrot: Futterration: 400 g Grünfuttertrockengut
400 g Mohnextraktionsschrot

a) Hammel. I/12/1944.

	Roh-nährstoffe %	Verdauungs-koeffizienten	Verdauliche Nährstoffe %
Organische Substanz . . .	85,42	66,3	56,6
Rohprotein	39,58	84,3	**33,4**
Rohfett	0,67	100	0,7
Rohfaser	16,44	12,1	2,0
N-freie Extraktstoffe . . .	28,73	71,6	20,6
Rohasche	14,58	Stärkewert:	**50,0**
		(Wertigkeit	90)

II/4/1948. Futterration: 450 g Wiesenheu
350 g Mohnextraktionsschrot

	Roh-nährstoffe %	Verdauungs-koeffizienten	Verdauliche Nährstoffe %
Organische Substanz . . .	86,86	67,8	58,9
Rohprotein	42,31	84,9	**35,9**
Rohfett	0,70	33,3	0,2
Rohfaser	17,40	12,3	2,1
N-freie Extraktstoffe . . .	26,45	78,3	20,7
Rohasche	13,14	Stärkewert:	**51,4**
		(Wertigkeit	90)

Die beiden Mohnextraktionsschrote sind von den Hammeln praktisch in gleicher Höhe ausgenutzt worden. Die Übereinstimmung in den Verdauungskoeffizienten ist eine recht gute. Im Mittel der beiden Versuche wurden folgende Werte gefunden:

Verdauungskoeffizienten				
Organische Substanz	Rohprotein	Rohfett	Rohfaser	N-freie Extraktstoffe
67,0	84,6	(66,7)	12,2	75,0

Mit Werten von 67% für die organische Substanz liegt die Verdaulichkeit nicht unbeträchtlich höher als die von H. BÜNGER und E. FISSMER bzw. K. SCHARRER und R. SCHREIBER gefundenen Werte und entspricht den früher für die Mohnkuchen angegebenen Verdauungskoeffizienten. Insbesondere ist die für die stickstofffreien Substanzen (mit Ausnahme des Fettes) gefundene Verdaulichkeit nicht unbeträchtlich günstiger. Für die Verdaulichkeit des Rohproteins sind auch hier recht hohe Werte gefunden.

Über die *Ausnützung von Mohnrückständen durch Schweine* lagen bisher keine Angaben vor. Bei unseren Untersuchungen wurde folgendes Ergebnis erhalten:

b) Schweine. II/7/1948.

Futterration: 1200 g Gerstenschrot
600 g Mohnextraktionsschrot

	Roh-nährstoffe %	Verdauungs-koeffizienten	Verdauliche Nährstoffe %
Organische Substanz . . .	86,86	64,1	55,7
Rohprotein	42,31	79,8	**33,8**
Rohfett	0,70	100	0,7
Rohfaser	17,40	16,3	2,8
N-freie Extraktstoffe . . .	26,45	67,9	18,0
Rohasche	13,14	Gesamtnährstoff	**56,2**

Die gefundenen Werte sind mit einer Verdaulichkeit von 64% für die organische Substanz als mittlere zu bezeichnen. Jedoch liegt die Verdaulichkeit des Rohproteins recht hoch, so daß es von Interesse wäre, die Wirkung des Mohnextraktionsschrotes als Eiweißfutterstoff in der Schweinehaltung zu untersuchen. In orientierenden Mastversuchen, in denen die Tiere 300 g des Extraktionsschrotes erhielten, sind günstige Ergebnisse erhalten worden.

In erster Linie wird aber zunächst das Mohnextraktionsschrot als Futter für Wiederkäuer in Frage kommen. Während es früher vornehmlich als Mastfutter angewendet, dagegen als Milchviehfutter aus den vorher erwähnten Gründen abgelehnt wurde, haben die von K. BÜNGER und E. FISSMER [3] durchgeführten Milchviehversuche ergeben, daß Mohnextraktionsschrot keine besondere Wirkung auf Milchleistung und Fettgehalt der Milch ausübt. Auf Grund dieser Versuche kann es vielmehr als ein gutes und bekömmliches Futter für Milchvieh bezeichnet werden, das man in Gaben bis zu 2 kg täglich verabreichen kann. Infolge des engen Eiweiß-Stärkewertverhältnisses von 1 : 1,4 wird man auf einen entsprechenden Ausgleich durch die Zufuhr kohlenhydratreicher Futterstoffe achten müssen.

4. Ölleinextraktionsschrot

Auch der Anbau des Ölleins hat in den letzten Jahren eine zunehmende Beachtung gefunden. Untersuchungen über die bei der Verarbeitung der Ölleinsaat anfallenden Rückstände liegen bisher nicht weiter vor, wenngleich auch anzunehmen ist, daß die anfallenden Rückstände nicht allzu stark von denen der üblichen Leinsaat abweichen werden.

Für die Zusammensetzung des *Ölleinextraktionsschrotes* wurden im Mittel von verschiedenen Proben folgende Werte gefunden:

	Trocken-Substanz %	Organ. Substanz %	Roh-protein %	Rohfett %	Rohfaser %	N-freie Extrakt-stoffe %	Asche %
Im Mittel . . .	88,0	80,43	35,51	1,82	9,98	33,12	7,57
Schwankungen			32,35—38,35	1,48—2,05	9,07—11,15	32,21—33,62	6,17—8,99

Die Zusammensetzung unterscheidet sich somit nicht wesentlich von der des früheren entfetteten Leinmehls. Der Gehalt an Rohfaser liegt etwas niedriger als bei den üblichen Extraktionsschroten.

Es sind von uns verschiedene Ausnützungsversuche zugleich auch mit *Ölleinpreßkuchen* durchgeführt worden. Die Versuche verliefen ohne jede Schwierigkeit; die Ölleinrückstände wurden stets gut gefressen.

Es wurden folgende Ergebnisse erhalten:

a) *Versuche an Hammeln.*

Versuch mit Ölleinpreßkuchen I/5/46
Futterration: 500 g Trockengut
400 g Ölleinkuchen

Versuch mit
Ölleinextraktionsschrot IV/2/48
Futterration: 400 g Wiesenheu
400 g Extraktionsschrot

	Rohnährstoffe %	Verdauungskoeffiz.	Verdaul. Nährstoffe %	Rohnährstoffe %	Verdauungskoeffiz.	Verdaul. Nährstoffe %
Organ. Subst.	93,32	77,9	72,7	92,99	75,5	70,2
Rohprotein	33,40	88,7	*29,6*	43,58	84,4	*36,8*
Rohfett	12,66	94,1	11,9	1,80	39,6	0,7
Rohfaser	10,03	24,4	2,4	10,30	32,4	3,3
N-freie Extraktstoffe	37,23	77,1	28,7	37,31	78,9	29,4
Rohasche	6,68			7,01		
Stärkewert			**85,1** (Wertigkeit 96)			**66,3** (Wertigkeit 96)

Die Übereinstimmung in der Verdaulichkeit der beiden Produkte ist, abgesehen vom Rohfett, eine recht gute. Die Verdaulichkeit insgesamt liegt etwas niedriger als beim Raps bzw. den Senfsaatrückständen. Aber auch hier erreicht die Verdaulichkeit des Rohproteins einen recht hohen Wert.

b) *Versuche an Schweinen.*

Es sind mehrere Versuche mit Ölleinpreßkuchen durchgeführt worden, da die Ergebnisse der verschiedenen Ausnützungsversuche nicht gut übereinstimmten und erhebliche Differenzen auftraten, trotzdem die Unterschiede zwischen den beiden Paralleltieren sich jeweils in normalen Grenzen hielten.

Ölleinpreßkuchen I/2/46. Futterration: 800 g Gerstenschrot
500 g Ölleinkuchenschrot

	Rohnährstoffe %	Verdauungskoeffizienten	Verdauliche Nährstoffe %
Organische Substanz	93,32	71,5	66,7
Rohprotein	33,40	81,2	27,1
Rohfett	12,66	64,1	8,1
Rohfaser	10,03	34,1	3,4
N-freie Extraktstoffe	37,23	75,7	28,2
Rohasche	6,68	Gesamtnährstoff:	**77,4**

Ölleinpreßkuchen II/18/46. Futterration: 1100 g Gerstenschrot
600 g Ölleinkuchenschrot

	Roh-nährstoffe %	Verdauungs-koeffizienten	Verdauliche Nährstoffe %
Organische Substanz . . .	92,34	86,5	79,9
Rohprotein	31,84	84,9	*27,0*
Rohfett	15,77	93,9	14,8
Rohfaser	11,35	38,7	4,4
N-freie Extraktstoffe . . .	33,38	100	33,4
Rohasche	7,66	Gesamtnährstoff:	**98,9**

Ölleinpreßkuchen III/21/46. Futterration: 1100 g Gerstenschrot
700 g Ölleinkuchenschrot

Organische Substanz . . .	92,73	67,8	62,9
Rohprotein	33,31	79,8	*26,6*
Rohfett	11,51	80,6	9,3
Rohfaser	12,44	2,2	0,3
N-freie Extraktstoffe . . .	35,47	75,4	26,7
Rohasche	7,27	Gesamtnährstoff:	**74,9**

Ölleinextraktionsschrot IV/3/48. Futterration: 1200 g Gerstenschrot
600 g Ölleinextraktionsschrot

Organische Substanz . . .	92,99	73,8	68,6
Rohprotein	43,58	79,4	*34,6*
Rohfett	1,80	—	—
Rohfaser	10,30	28,0	2,9
N-freie Extraktstoffe . . .	37,31	84,0	31,3
Rohasche	7,01	Gesamtnährstoff:	**68,8**

Wie die Übersicht zeigt, sind bei den Ergebnissen nicht unerhebliche Differenzen in den *Verdauungskoeffizienten*, insbesondere bei den Ölleinpreßkuchen aufgetreten, ohne daß gesagt werden kann, wodurch diese bedingt sind. Die Verdauungskoeffizienten für die organische Substanz schwankten zwischen 67,8 und 86,5; die Schwankungen sind besonders groß beim Fett. Hingegen ist die Verdaulichkeit des Rohproteins, des wichtigsten Nährstoffes, überall hoch.

Versucht man trotz der großen Schwankungen den Mittelwert aus den verschiedenen Ergebnissen zu ziehen, so ergeben sich folgende mittlere *Verdauungskoeffizienten:*

	Organische Substanz	Rohprotein	Rohfett	Rohfaser	N-freie Extraktstoffe
Hammel	76,7	86,6	(66,8)	28,4	78,0
Schweine	74,9	81,3	(59,7)	25,8	78,1

Auf Grund dieser Verdauungskoeffizienten berechnet sich für ein *Extraktionsschrot* von durchschnittlicher Zusammensetzung und bezogen auf eine Trockensubstanz von 88% folgender Gehalt an verdaulichen Nährstoffen:

	Verdauliches Rohprotein	Stärkewert
Hammel	**30,7**	**58,0** Gesamtnährstoff
Schwein	**28,9**	**60,1**

Was den praktischen Einsatz des Ölleinextraktionsschrotes angeht, so ist zu sagen, daß es in ähnlicher Weise wie das gewöhnliche Leinextraktionsschrot bei allen Tierarten verwendet werden kann; es wird von allen Tieren gern genommen. Wegen seiner günstigen diätetischen Eigenschaften wird man es besonders bei der Fütterung von jüngeren Tieren anwenden.

Mineralstoffgehalt in verschiedenen Extraktionsschroten

Bei den bisher besprochenen Extraktionsschroten wurde in einer Anzahl von Proben der Gehalt an einzelnen Mineralstoffen und zwar an K_2O, CaO und P_2O_5 bestimmt. Es ergaben sich im Durchschnitt folgende Werte für den Gehalt an diesen Mineralstoffen:

	Asche %	K_2O %	CaO %	P_2O_5 %
Rapsextraktionsschrot . . .	7,5	1,90	1,13	2,74
Senfsaatextraktionsschrot .	7,4	1,85	1,12	2,45
Mohnextraktionsschrot . .	13,2	1,15	3,91	3,35
Ölleinextraktionsschrot . .	7,6	1,25	0,60	2,15

Wie diese Zahlen zeigen und wie sich auch aus früheren Untersuchungen über die verschiedenen Ölkuchen ergab, handelt es sich bei den Extraktionsschroten um kalk- und phosphorsäurereiche Futterstoffe, insbesondere liegt der Gehalt an P_2O_5 hoch. Auffallend hoch ist der Gehalt an Kalk und Phosphorsäure im Mohnextraktionsschrot, so daß diesem auch aus diesem Grunde eine besondere Aufmerksamkeit zu schenken wäre.

5. Leindotterextraktionsschrot

Der Anbau des Leindotters hat nur geringen Umfang. Es kam hier ein Leindotterextraktionsschrot in *Ausnützungsversuchen an Hammeln* zur Untersuchung. Das Ergebnis war folgendes:

Hammel I/16/44. Futterration: 500 g Grünfuttertrockengut
300 g Leindotterextraktionsschrot

	Rohnährstoffe %	Verdauungskoeffizienten	Verdauliche Nährstoffe %
Organische Substanz . . .	90,04	81,3	73,2
Rohprotein	39,68	86,7	**34,4**
Rohfett	0,92	100	0,9
Rohfaser	12,39	57,6	7,1
N-freie Extraktstoffe . . .	37,05	83,1	30,8
Rohasche	9,96	Stärkewert:	**69,6**
		(Wertigkeit	96)

Der Gehalt an Rohnährstoffen wie die Verdaulichkeit sind durchaus günstig. Auf einen Trockensubstanzgehalt von 90% bezogen, ergibt sich folgender Gehalt an verdaulichen Nährstoffen:

verdaul. Rohprotein: 31,0%
Stärkewert 62,6 (Wertigkeit 96)

Wegen des scharfen Geschmacks des Leindotterextraktionsschrotes sind die Tiere bei der Futterumstellung allmählich an dieses Produkt zu gewöhnen.

6. Tabaksaatextraktionsschrot

Der zunehmende Tabakanbau der letzten Jahre hat die Frage auftauchen lassen, ob die gegebenenfalls als Nebenprodukt anfallenden Samen zur Gewinnung von Öl benutzt werden können. Diese Frage gewann größere Bedeutung, als durch Züchtung der sogen. Öltabake die Erträge an Samen wie auch der Fettgehalt erhöht werden sollten.

Bei Untersuchung einiger Tabaksamen wurden folgende Ergebnisse erhalten:

Sorte	Öltabak %	NFT %	FD %	Rustica %
Wasser	5,54	7,06	5,18	6,00
Rohprotein	22,88	24,04	25,76	23,20
Rohfett	*41,46*	*38,35*	*42,83*	*39,83*
Rohfaser	11,31	13,08	11,50	12,07
N-freie Extraktstoffe	13,98	13,74	9,88	15,36
Asche	4,83	3,73	4,85	3,54

Dies zeigt, daß der Gehalt an Öl*) nicht wesentlich hinter dem in den anderen Ölsaaten zurückbleibt. Bei eigenen Untersuchungen wurden Erträge an Tabaksamen von 5 bis 8 dz/ha erhalten. Allerdings war ihre Gewinnung mit einem erheblichen Arbeitsaufwand verbunden. Auch der Gehalt an Rohprotein lag in diesen Samen verhältnismäßig günstig. Hingegen ist der Rohfasergehalt relativ hoch.

Bei der Verarbeitung der Tabaksaat auf Öl fallen die entsprechenden Rückstände (Tabaksaatkuchen bzw. -extraktionsschrote) an. Über den Futterwert liegen bisher wenig Angaben vor. Es wurden deshalb auch diese Rückstände in den Kreis der Untersuchungen einbezogen.

Es kamen 3 Proben zur Untersuchung, die auch in Ausnutzungsversuchen auf ihre Verdaulichkeit geprüft wurden. Bei dem Tabaksaatkuchen handelte es sich um eine Probe, die in einer kleinen Ölpresse gewonnen worden war; die anderen Proben stammten von größeren Partien aus der Rostocker Ölmühle.

*) Die Durchführung der Fettbestimmung in der Tabaksaat bereitet gewisse Schwierigkeiten. Es ist notwendig, nach einer ersten Extraktion das Extraktionsgut nochmals kräftig in einer Reibschale mit Sand zu zerreiben und dann wiederum zu extrahieren, um einen vollständigen Entzug des Fettes zu erreichen. Andernfalls erhält man zu niedrige Werte.

Die Untersuchung führte zu folgenden Ergebnissen:

a) Gehalt an Rohnährstoffen in %

	Trock.-Subst.	Organ. Subst.	Roh-protein	Roh-fett	Roh-faser	N-freie Extrakt-stoffe	Asche
1. Tabaksaatkuchen	88,0	78,09	28,48	17,49	25,66	6,46	9,91
2. Tabaksaatextr.-Schrot . .	88,0	74,87	32,83	2,16	20,78	19,10	13,13
3. Tabaksaatextr.-Schrot . .	88,0	78,99	34,99	0,85	21,31	21,90	9,01

Die Extraktionsschrote weisen einen normalen Gehalt an Rohprotein auf. Dagegen liegt der Gehalt an Rohfaser so hoch, daß keine besonders hohe Verdaulichkeit zu erwarten war. Der Gehalt an Mineralstoffen ist verhältnismäßig hoch.

Bei den durchgeführten Ausnutzungsversuchen wurden die verabreichten Mengen von 400 bzw. 350 g von den Hammeln wie von den Schweinen ohne jede Schwierigkeit gefressen. Irgendwelche Besonderheiten traten bei der Versuchsdurchführung nicht auf. Es ergaben sich folgende Werte für die Verdaulichkeit:

b) Verdauungskoeffizienten der Tabaksaatrückstände

	Organ. Subst.	Roh-protein	Roh-fett	Roh-faser	N-freie Extrakt-stoffe	Verdaul. Nährstoffe (in 88 % Trock.-Subst.) Rohprot.	Stärkewert
			Versuche an Hammeln				
1. Tabaksaatkuchen	62,5	74,5	87,6	47,8	—	21,2	62,2
2. Tabaksaatextraktionsschrot	60,0	74,5	78,4	27,7	68,0	24,5	41,3
			Versuche an Schweinen				
3. Tabaksaatextraktionsschrot	58,6	72,4	—	20,0	76,5	25,3	46,3

Die Versuche zeigen, daß die Verdaulichkeit der Tabaksaatrückstände insgesamt nur eine mäßige ist. Nur die Verdaulichkeit des Proteins liegt wie bei den anderen Ölsaatrückständen etwas höher, so daß das Eiweißverhältnis ein sehr enges ist. Bei der geringen Verdaulichkeit durch die Schweine wird man diese Rückstände bevorzugt beim Rindvieh bzw. den Schafen einsetzen.

7. Hanfsaatextraktionsschrot

Über die Rückstände der Verarbeitung der Hanfsamen zu Öl liegen aus neuerer Zeit nur wenig Angaben vor. Von uns wurde eine Probe auf ihre Zusammensetzung untersucht, wobei sich folgende Werte ergaben:

Trock.-Subst. %	Organ. Subst. %	Roh-protein %	Rohfett %	Roh-faser %	N-freie Extrakt-stoffe %	Asche %	Verdauungs-koeffizient für Rohprotein	Verdaul. Rohprot. %
88,30	80,92	26,25	4,26	27,83	22,58	7,38	88,9	23,3

Die Probe besaß für ein Extraktionsschrot noch einen verhältnismäßig hohen Fettgehalt. Der Rohfasergehalt liegt infolge des hohen Schalenanteiles sehr hoch (über 27%), so daß von vornherein nur mit einer niedrigen Verdaulichkeit zu rechnen ist. Dies hat sich bei Untersuchungen von K. H. BAENSCH [1] bestätigt. In Ausnutzungsversuchen an Hammeln wurden folgende Verdauungskoeffizienten erhalten:

Organische Substanz	Rohprotein	Rohfett	Rohfaser	N-freie Extraktstoffe
43,9	81,8	33,7	4,6	38,8

Mit Ausnahme des Rohproteins, das sich auch hier als hochverdaulich erwies, liegt die Verdaulichkeit niedrig. Aus diesen Verdauungskoeffizienten errechnete sich für das obige Produkt der Gehalt an verdaulichem Rohprotein zu 21,5%, an Stärkewert zu 30,5. Bei den von BAENSCH durchgeführten Fütterungsversuchen an Milchvieh und Sauglämmern hat sich das Hanfextraktionsschrot gut bewährt.

8. Buckeckernextraktionsschrot

In den letzten Jahren sind Bucheckern verschiedentlich zur Ölgewinnung herangezogen worden; die Rückstände wurden für Fütterungszwecke benutzt. Über Zusammensetzung und Futterwert von Bucheckernrückständen hat erst kürzlich H. KUMMER [8] berichtet. Bei unseren Untersuchungen wurden folgende Ergebnisse erhalten:

Zusammenstzung von Bucheckernsamen

	Trock.-Subst. %	Organ. Subst. %	Roh-prot. %	Rohfett %	Roh-faser %	N-freie Extrakt-stoffe %	Asche %	Verd.-Koeffiz. für Roh-protein	Verdaul. Rohprotein %
gut . . .	85,47	84,06	14,13	23,61	18,68	27,64	1,41	80,0	11,3
schlechte *	84,70	83,91	13,69	20,75	22,00	27,47	0,79	79,6	10,9
Kerne . .	90,0	86,14	22,85	42,10	2,65	18,54	3,86	86,5	19,8

* Viele leere Schalen.

Der Fettgehalt in den Bucheckern liegt wesentlich niedriger als bei den anderen Ölsamen, der Rohfasergehalt dementsprechend höher; die Zusammensetzung ist in erheblichem Umfang von der Qualität des gesammelten Guts abhängig, da vielfach der Anteil an hohlen Eckern betächtlich ist. Es sind deshalb bei der Verwendung der unentschälten Samen keine hochwertigen Rückstände zu erwarten. Auffallend ist der niedrige Aschengehalt.

Bei der Untersuchung einiger Proben von Bucheckernrückständen wurden folgende Ergebnisse erhalten:

	Trock.-Subst. %	Organ. Subst. %	Roh-protein %	Roh-fett %	Roh-faser %	N-freie Extrakt-stoffe %	Asche %	Verd.-Koeff. f. Roh-protein	Verdaul. Roh-protein %
1. Bucheckernschrot	88,80	83,66	26,98	5,65	16,66	34,37	5,14	77,3	20,9
2. Bucheckernkuch.	89,24	83,94	21,58	6,16	23,00	33,20	5,30	75,6	16,3
3. Bucheckern-extraktionsschrot	87,90	81,68	21,00	5,30	32,07	23,31	6,22	76,8	16,1
4. „	88,24	80,58	25,08	6,15	26,33	23,02	7,66	79,7	20,0

Bei allen Proben liegt der Fettgehalt, trotzdem es sich z. T. um Extraktionsschrote handeln sollte, verhältnismäßig hoch. Sie weisen weiterhin alle einen hohen Rohfasergehalt auf, insbesondere die beiden letzten, die aus unentschälter Saat stammen müssen. Immerhin wurde für das Rohprotein eine durchaus günstige Verdaulichkeit festgestellt.

Im übrigen wird man jedoch mit einer niedrigen Verdaulichkeit zu rechnen haben. Von F. HONCAMP [5] sind bei früheren Untersuchungen mit einem Bucheckernschrot (Rohfasergehalt 26,7%) folgende Verdauungskoeffizienten erhalten worden:

Organische Substanz	Rohprotein	Rohfett	Rohfaser	N-freie Extraktstoffe
40,0	69,8	96,2	21,3	31,3

Legt man diese Verdauungskoeffizienten zu Grunde, so ergeben sich für die beiden letzten Proben folgende Gehalte an verdaulichen Nährstoffen:

	Verdauliches Rohprotein	Stärkewert
Bucheckernextraktionsschrot 3 . .	**14,7**	**34,5**
„ 4 . .	**17,5**	**36,8**

Die Bucheckernrückstände sind somit zu den geringwertigen Kraftfutterstoffen zu rechnen. Ihre Verwendung wird noch dadurch eingeschränkt daß sie einen Stoff enthalten, der besonders für Pferde giftig wirkt; die Ansichten über die Natur dieses Stoffes gehen noch weit auseinander. In den letzten Jahren sind wiederum verschiedentlich neue Schadensfälle [6] s. auch [8] gemeldet worden. Das Bucheckernextraktionsschrot kommt daher mit gewisser Vorsicht nur für eine Verfütterung an Rindvieh in Frage.

Zusammenfassung

Es ist eine Anzahl von verschiedenen Ölsaatrückständen, insbesondere Extraktionsschrote, die aus inländischer Erzeugung stammten, auf ihre Zusammensetzung und in Ausnützungsversuchen an Hammeln und Schweinen auf ihre Verdaulichkeit untersucht worden. Die Extraktionsschrote zeichnen sich alle durch einen hohen Gehalt an Rohprotein aus; auch die Verdaulichkeit des

Rohproteins ist bei allen Schroten eine hohe, während bei den anderen Nährstoffen vielfach nicht unerhebliche Unterschiede in Abhängigkeit von der Zusammensetzung in Erscheinung getreten sind.

Im Mittel der Untersuchungen ergaben sich folgende Werte für die Zusammensetzung und Verdaulichkeit der verschiedenen Extraktionsschrote:

I. Zusammensetzung

	Trock.-Subst. %	Organ. Subst. %	Roh-protein %	Roh-fett %	Roh-faser %	N-freie Extrakt-stoffe %	Asche %
Rapsextraktionsschrot . . .	88,0	80,5	35,0	2,3	13,5	29,7	7,5
Senfsaatextraktionsschrot .	89,0	81,5	37,6	1,5	9,5	32,9	7,5
Mohnextraktionsschrot . .	88,9	75,5	36,0	1,1	16,2	22,2	13,4
Ölleinextraktionsschrot . .	88,0	80,4	35,5	1,8	10,0	33,1	7,6

II. Verdauungskoeffizienten

	Organ. Subst. %	Roh-protein %	Roh-fett %	Roh-faser %	N-freie Extrakt-stoffe %	Gehalt an verdaul. Nährstoffen: Rohprot. %	Stärkewert
			a) Hammel				
Rapsextraktionsschrot .	80,5	83,5	86,4	46,7	87,5	29,2	60,7
Senfsaatextraktionsschrot	84,1	86,8	(61,0)	60,1	86,1	32,6	59,7
Mohnextraktionsschrot .	67,0	84,6	(66,7)	12,2	75,0	30,5	45,0
Ölleinextraktionsschrot .	76,7	86,6	(66,8)	28,4	78,0	30,7	58,0
			b) Schweine				Gesamt-nährstoff
Rapsextraktionsschrot .	75,5	84,3	62,4	40,5	79,2	29,5	61,7
Mohnextraktionsschrot .	64,1	79,8	100	16,3	67,9	28,7	50,0
Ölleinextraktionsschrot .	74,9	81,3	(59,7)	25,8	78,1	28,9	60,1

Die Untersuchung auf den Gehalt an Mineralstoffen bestätigte, daß es sich bei den Extraktionsschroten um Ca- und P-reiche Futterstoffe handelt. Insbesondere das Mohnextraktionsschrot zeichnete sich durch einen besonders hohen Gehalt an Mineralstoffen aus.

Es sind außerdem Proben von Leindotter-, Hanf-, Tabak- und Bucheckernextraktionsschroten auf Zusammensetzung und z. T. auch auf ihre Verdaulichkeit untersucht worden. Auf Grund dieser Untersuchungen und der z. T. von anderer Seite festgestellten Verdauungskoeffizienten ergaben sich folgende Gehalte an verdaulichen Nährstoffen:

	Trockensubstanz %	Verdauliches Rohprotein %	Stärkewert
Leindotterextraktionsschrot .	90,0	31,0	62,6
Hanfsaatextraktionsschrot .	88,3	21,5	30,5
Bucheckernextraktionsschrot	88,0	16,1	35,7
Tabaksaatextraktionsschrot .	88,0	24,5	41,3

Literaturverzeichnis

[1] K. H. BAENSCH: Dissertation, Breslau 1943.
[2] H. BÜNGER: Fütterungsversuche mit extrahiertem Senfsaatschrot an Milchkühen, Züchtungskd. 18, 165, 1943.
[3] H. BÜNGER u. E. FISSMER: Fütterungsversuch mit Mohnextraktionsschrot an Milchkühen. Z. f. Tierernährung u. Futtermittelkd. 6, 65, 1943.
[4] F. HONCAMP, H. ZIMMERMANN u. E. BLANCK: Ausnützungsversuche mit Mohnkuchen und Walnußkuchen. Landw. Vers. 93, 77, 1919.
[5] F. HONCAMP: Über Bucheckernkuchen und Obstkernkuchenmehl. Landw. Vers.-Stat. 93, 97, 1919.
[6] R. HOTOVY: Fagus silvatica L. Rotbuche. Pharmacie 3, 513—524, 1948.
[7] KELLNER-FINGERLING: Die Ernährung der landw. Nutztiere. 10. Aufl. Berlin 1943.
[8] H. KUMMER: Über Zusammensetzung und Futterwert von Bucheckernrückständen. Landw. Forsch. 1, 45—58, 1949.
[9] H. KUMMER u. TH. KUPKA: Beschaffenheit und Zusammensetzung von aus Italien eingeführten Rapskuchen und deren Beziehung zu Milzbrandfällen. Landw. Forschung 3, 24, 1951.
[10] K. NEHRING: Der Einsatz des Rapsextraktionsschrotes in der Schweinefütterung. Tierzucht 2, 6, 1948.
[11] K. NEHRING u. W. SCHRAMM: Über die Verfütterung von Rapsrückständen. II. Mittlg.: Untersuchungen über den Gehalt an Senföl und seine Beseitigung. Landw. Forschung 2, 126, 1950.
[12] K. NEHRING u. J. SCHÜTTE: Zur Verfütterung von Rapsextraktionsschroten. Forschungsdienst 17, 473, 1944.
[13] K. NEUMANN-KLEINPAUL: Eine Bucheckernvergiftung beim Pferde. Monatsh. f. Veterinärmed. 4, 239, 240, 1948.
[14] RAMM: Versuche zur Ermittlung der Wirkung verschiedener Kraftfuttermittel auf die Milchergiebigkeit der Tiere. Landw. Jahrb. 26, 693, 1897.
[15] RASSMUSSEN: Bewirkt Mohnkuchenfütterung eine Verminderung des prozentischen Fettgehaltes der Milch. Mitt. d. DLG 15, 168, 1906.
[16] K. SCHARRER u. R. SCHREIBER: Über die Verdaulichkeit von extrahiertem Mohnkuchenschrot bei Schafen. Tierernährung 14, 165, 1942.

Aus dem Institut für Tierphysiologie und Tierernährung der Universität Göttingen
(Direktor: Prof. Dr. Dr. W. LENKEIT)

HEINRICH BRUNE

ZUR BEEINFLUSSUNG DER VERDAUUNG DURCH ADSORBENTIEN

I. Teil

Adsorptionsmittel sind Stoffe unterschiedlicher chemischer Zusammensetzung, die als gemeinsame physikalische Eigenschaft die Fähigkeit haben, durch Oberflächenkräfte wesentliche Mengen anderer Stoffe festzuhalten, d. h. zu adsorbieren. So finden in der Medizin und als Dauertherapeutikum in der Tierernährung verschiedene Kohlearten, Kaoline, Heilerden und synthetische Kieselsäurepräparate mannigfaltige Anwendung. Der propagierte Zweck dieser Präparate zielt auf die Behebung von Störungen einiger Körperfunktionen hin, die aus anormalem Verdauungsablauf im Magen-Darmkanal resultieren, insbesondere auf die Bindung solcher Stoffe, seien sie bakterieller Herkunft oder Nahrungsbestandteile, die zur Intoxikation des Körpers führen.

Diese *spezifische Wirkung der Adsorptionsmittel gegen Intoxikationen* steht einwandfrei fest und ist durch genügend Untersuchungsmaterial belegt. Die verschiedenen Adsorbentien werden meist während der Dauer einer Krankheitsperiode geprüft und ihre Anwendung, von wenigen Ausnahmen wie Heilerde abgesehen, in der Medizin nur bis zur Behebung der Krankheitssymptome empfohlen. In der Humanmedizin geht man selbstverständlich bei der Behandlung von Intoxikationen gleichzeitig mit den Adsorbensgaben zu einer zweckdienlichen Ernährungsumstellung über. In der Tierernährung jedoch werden ohne Ernährungsumstellung Adsorbentien als Dauertherapeutikum gegeben, so z. B. Holzkohle meist grundsätzlich dem Kükenfutter beigemengt, für die Rübenblattfütterung verschiedene Präparate zur Daueranwendung empfohlen.

Es ist nun naheliegend, sich zu fragen, ob und welche *Eingriffe in verdauungsphysiologische Vorgänge beim Tiere durch Adsorption* von Nahrungsbestandteilen oder körpereigenen Stoffen wie Fermenten durch Dauerapplikation gegeben sein können. Wie schwierig es sein muß, zur Lösung dieses Problems geeignete Modellversuche zu finden, ergibt sich aus folgenden Überlegungen.

Die Mannigfaltigkeit der Adsorptionsmittel [6] läßt eine einheitliche Bewertungsgrundlage für verschiedene Adsorbentien schwerlich zu, kann doch das Adsorbens apolar (z. B. neutrale Kohle) oder heteropolar (Bolus) sein; auch kann es sich um hydrolytische Adsorptionsmittel oder Austauschadsorbentien (Permutite) handeln. Diese Eigenschaften sind oft mehrfach gekoppelt, dazu kommt der katalytische Effekt der Adsorptionsmittel. Die Adsorptionsgröße ist abhängig von der Teilchengröße des Adsorbens, der Art und Konzentration des Adsorbendum, Temperatur, pH-Milieu sowie der Kontaktdauer Adsorbens-Adsorbendum.

Dem gegenüber steht das wechselnde pH-Milieu des Verdauungstraktus, die Vielseitigkeit der Kombination der Nahrungsbestandteile, die verschiedenen Verdauungssekrete mit ihren wechselnd gepufferten Systemen und letztlich der mechanische Einfluß der Zerkleinerung der Adsorbentien im Verdauungstraktus während der Verdauungsarbeit bei den verschiedenen Tierarten. Für letzteres mag als Beispiel die Mahlarbeit des Muskelmagens des Huhnes dienen, die zu einer erheblichen Zerkleinerung [4] und damit durch Oberflächenvergrößerung zur Erhöhung der Adsorptionskraft der Adsorptionsmittel führen kann.

Die Kombinationsmöglichkeiten für die Beeinflussung physiologischer Vorgänge durch Adsorbentien in Magen und Darm sind demnach groß. Bedenkt man weiterhin, daß die „präparatefreie" Nahrung bereits Adsorbentien in Form von Erde, Schmutz, Zellulose u. a. enthält, so wird man die Möglichkeit von Kombinationswirkungen der Adsorbentien theoretisch nicht ausschließen können.

Des öfteren schreibt man den Adsorbentien ohne weiteres ein Wahlvermögen für das schädliche Adsorbendum zu, ohne genügend die Möglichkeit ins Auge zu fassen, daß das Adsorbens kein Unterscheidungsvermögen für die dem Körper schädlichen oder nützlichen Stoffe haben kann, sondern nach rein chemisch-physikalischen Vorgängen seine selektiven Eigenschaften entfaltet.

Chemisch-physikalische Studien

Die Bewertung des Adsorptionsvermögens geschieht fast durchweg durch Messung der Adsorption von Stoffen, die keine Nahrungsbestandteile oder Toxine des Magen-Darm-Kanals sind, wenn man von ihrer rein zufällig möglichen Anwesenheit absieht. Solche Stoffe sind Methylenblau, Quecksilberchlorid, Antipyrin u. a. Man geht bei der Auswahl dieser Teststoffe allerdings von der Annahme aus, daß die mit ihnen angestellten Versuche in vitro physiologischen Vorgängen vergleichbar sein könnten, nimmt sogar in gewisser Hinsicht Rücksicht auf verschiedene pH-Verhältnisse des Magen-Darmkanals [7].

Im folgenden soll untersucht werden, ob für Adsorbentien experimentell eine *Relation zwischen in vitro-Versuchsergebnissen* und ihrem Verhalten unter nicht pathologischen Verhältnissen *im Magen-Darmtraktus* gefunden werden kann, und damit der Frage näher getreten werden, ob Adsorptionsmittel unter obigen Bedingungen den normalen Verdauungsgang fördern oder mindern können.

Als Untersuchungsmaterial dienten:

Holzkohle, Futterkohle (Schwelkoks aus Braunkohle), Aktivkohle mittlerer Aktivität, zwei Kaolinarten (Bolus I = Grundsubstanz eines Industriepräparates, Bolus II = käuflicher Bolus D A B 6) und eine Heilerde (Löß). Einige Kennzahlen für die chemische Zusammensetzung dieser Substanzen sind in Tab. 1 zusammengestellt.

Tabelle 1

	Trocken-substanz	In % der Trockensubstanz							
		CO_2	Asche	SiO_2	Al	Fe	Ca	Mg	Alkali *
Holzkohle .	95,71	1,43	7,47	0,52	0,30	0,39	2,70	—	1,75
Futterkohle .	94,64	1,81	7,65	0,48	0,10	0,86	3,43	0,36	0,48
Aktivkohle .	87,71	0,16	20,11	8,75	1,70	3,14	0,85	0,12	2,10
Bolus I . . .	96,90	0,44	92,41	55,80	16,07	3,38	0,39	—	0,78
Bolus II . .	99,48	—	91,45	52,49	18,04	2,72	0,36	—	0,51
Heilerde . .	98,65	5,15	94,69	68,25	2,49	4,85	5,44	1,20	10,50

* Alkali: angegeben als Alkalisulfat.

Zur weiteren Kennzeichnung obiger Substanzen wurden dieselben auf ihr Adsorptionsvermögen nach gebräuchlichen Methoden oder in Anlehnung an diese geprüft. Dabei wurde für die Adsorption von Methylenblau folgendermaßen verfahren:

Die Substanzen werden in ihrem ursprünglichen Zustand untersucht, da eine Trocknung oder Vermahlung ihr Gefüge und damit ihre Adsorptionskraft verändern kann. Eine Umrechnung auf 100 g Trockensubstanz zur vergleichenden Bewertung verbietet sich, da infolge Gleichgewichtsbildung Adsorbens-Adsorbendum der Wert fest neben den Versuchsbedingungen an die Versuchsmengen gebunden ist.

Zur Methylenblauprüfung werden 0,15 g bzw. 0,3 g Substanz mit 15 ccm einer 0,015% igen Methylenblaulösung 10 Minuten mit gleichbleibender Schüttelintensität (hier 130 Stöße/Minute) in Reagenzgläsern geschüttelt, zentrifugiert und die so vom Niederschlag befreite Lösung im Lange-Kolorimeter kolorimetriert. Eine Eichkurve ermöglicht die Ablesung der prozentualen Adsorption des Farbstoffes. Versuchstemperatur: 20° C.

Lediglich die Aktivkohle muß hier aus diesem Behandlungsschema herausgenommen werden, da sie in ihrer Aktivität den anderen Substanzen bei weitem überlegen ist. Sie wird nach D.A.B. 6 geprüft.

Gleichzeitig wurde das Verhalten obiger Adsorptionsmittel gegenüber einer 0,5% igen Antipyrin-Lösung untersucht und dabei nach der Vorschrift von ROHMANN [7] verfahren. Dabei mußte auf 10 g Trockensubstanz umgerechnet werden. Die Tabelle 2 enthält die gefundenen Adsorptionswerte.

Die auf diese Weise gemessenen Adsorptionswerte zeigen eindeutig, daß jede Methode für den Vergleich der Adsorptionsfähigkeit der Adsorbentien untereinander zu einem unterschiedlichen Ergebnis führt, obwohl die Anwendbarkeit jeder Methode für sich durchaus nach rein theoretischen Überlegungen berechtigt ist. Lediglich die nach der Antipyrinmethode gewonnenen Werte könnten beanstandet werden, da sie das Verhältnis Adsorbens-Adsorbendum und die damit festgelegten Adsorptionsverhältnisse auf unzulässige Art

Tabelle 2

	Adsorption		
	Methylenblau 0,015 %		Antipyrin 0,5 %
	Ursprüngliche Substanz Einwage 0,15 g	0,30 g	berechnet auf 10 g Trockensubst,
Holzkohle	16,8 %	20,4 %	0,0192 g
Futterkohle	22,4 %	24,2 %	0,0528 g
Bolus I	95,6 %	99,6 %	0,1578 g
Bolus II	54,3 %	99,8 %	0,0244 g
Heilerde	80,0 %	99,6 %	0,0356 g
Aktivkohle	0,1 g → 13 ccm Methylenblaulösung DAB VI bei Zusatz von je 1 ccm		0,310 g

durchbrechen. Daß eine solche Umrechnung nicht möglich ist, ergibt sich schon aus dem Vergleich der Methylenblauwerte bei verschiedenen Stoffmengen.

Immerhin könnten die Relationen innerhalb einer Versuchsreihe Anhaltspunkte für die Bewertung eines Adsorbens geben. Wie weit das mit dem Verhalten einiger in der Tierernährung wichtiger Substanzen gegen Adsorbentien vergleichbar ist, soll nunmehr mit folgendem *in vitro-Versuch* geprüft werden.

Die organischen Säuren haben für die Tierernährung eine besondere Bedeutung. Hier interessiert u. a. ihre Mitwirkung beim Rübenblattdurchfall. Ohne laufenden Versuchen vorzugreifen und auf dieses Problem näher einzugehen, ist es doch von Interesse, die *Bindungsfähigkeit der Adsorptionsmittel für organische Säuren* zu untersuchen. Dieses Bindungsvermögen der Adsorbentien wurde nach folgender Methode gemessen:

0,5 g Substanz werden mit 10 ccm n/10 Säure 3 Stunden bei 37° C im Thermostaten gehalten. Dabei wird zu Beginn und Ende des Versuches sowie stündlich eine halbe Minute kräftig durchgeschüttelt. Nun wird zentrifugiert und in einem aliquoten Teil der vom Bodenkörper getrennten Flüssigkeit durch Titration die Säuremenge bestimmt.

Temperatur und Zeit wurden in Anlehnung an VOGEL [3] festgelegt.

Wie unterschiedlich sich die einzelnen Stoffe gegenüber den Säuren verhalten können, zeigt Tabelle 3.

Tabelle 3

	Adsorbierte ccm n/10 Säure durch 0,5 g ursprüngliche Substanz								
	Salz-säure	Ameis.-säure	Essig-säure	Propion-säure	Butter-säure	Oxal-säure	Zitron.-säure	Milchsäure freie-	Milchsäure Lactyl-
Holzkohle . .	2,39	3,45	2,79	2,31	2,14	1,34	1,37	2,1	—
Futterkohle . .	1,83	4,05	3,48	3,03	2,46	2,74	—	—	0,38
Aktivkohle . .	2,54	2,55	2,79	3,75	5,33	4,38	4,56	1,24	1,94
Bolus I . . .	1,02	0,59	0,69	0,71	0,70	0,87	0,51	0,25	0,34
Bolus II . . .	—	—	—	—	—	—	—	—	—
Heilerde . . .	8,56	7,41	6,70	6,03	6,85	6,69	6,35	7,0	0,58

Holzkohle und Futterkohle befolgen die Regel von TRAUBE nicht, daß die Adsorption organischer Stoffe aus homologen Reihen mit wachsendem Molekulargewicht regelmäßig steigt. Wir finden hier für die homologe Reihe Ameisensäure — Buttersäure ein Abfallen der adsorbierten Mengen. Unregelmäßig in dieser Hinsicht verhält sich auch die Heilerde. Bolus II adsorbiert infolge seines sauren Charakters nicht.

Sicherlich spielen auch Neutralisationsvorgänge neben Adsorption für das Zustandekommen der Werte eine Rolle. Für diese Neutralisationsfähigkeit der Adsorbentien wäre der in der Tabelle 1 angeführte CO_2-Gehalt der Adsorbentien heranzuziehen; jedoch sind die verdrängbaren Mengen Kohlensäure äußerst gering.

Vergleichsmöglichkeiten für die in Tab. 2 und 3 enthaltenen Adsorptionswerte bestehen nicht.

Im Zusammenhang mit dem Säurebindungsvermögen der Adsorptionsmittel ist die Frage einer möglichen *intestinalen pH-Beeinflussung* von Interesse. Ein *Versuch mit weißen Ratten* sollte darüber Aufschluß geben.

49 Ratten wurden 8 Tage lang mit Haferflocken und Wasser bei freier Futteraufnahme und dann 2 Tage lang mit Haferflockenmehl, dem 5% der oben erwähnten Adsorbentien zugesetzt worden war, ernährt. Nach 16 stündigem Futterentzug über Nacht erhielten die Tiere erneut Versuchsnahrung eine halbe Stunde lang vorgesetzt. Sie wurden dann nach 3 Stunden getötet und der Inhalt der Mägen und Darmabschnitte auf seine Wasserstoffionen-Konzentration geprüft.

Die Inhalte des Magens und des Tractus intestinalis zeigten hinsichtlich ihrer pH-Werte keine Unterschiede, die für das betreffende Adsorbens als charakteristische Beeinflussungsgröße angesehen werden könnten. Die Werte lagen sowohl in den Kontrollen als auch in den Testgruppen innerhalb der in der Tabelle 4 angegebenen Schwankungsbreiten.

Tabelle 4. *pH-Werte 3 Stunden nach der Futteraufnahme*

Magen	Duodenum	Ileum	Jejunum	Caecum	Colon prox.	Colon dist.
4,5–5,7	6,3—6,5	6,3—6,75	7,2—7,5	5,9—6,4	6,1—6,4	6,2—7,2

Es muß deshalb der Schluß gezogen werden, daß bei dieser Fütterung der Körper in der Lage war, die durch die Adsorbentien gebundenen Säure- bzw. Alkalimengen zu kompensieren und das für die Verdauungsarbeit erforderliche pH-Milieu durch weitgehende Pufferung aufrecht zu erhalten.

An das pH-Milieu ist der Wirkungsgrad der Verdauungsfermente weitgehend gebunden. Nach oben Gesagtem ist eine Störung dieses pH-Milieus durch Adsorbentien, die in praktisch sonst applizierten Mengen verfüttert werden, nicht anzunehmen. Man könnte jedoch vermuten, daß Adsorbentien durch Bindung der Fermente selbst eine Störung der Verdauungsvorgänge hervorrufen könnten, zumal das große Bindungsvermögen dieser Stoffe für Fermente technisch ausgedehnte Anwendung findet.

Durch einen Modellversuch soll die *Beeinflussung der Eiweißverdauung durch Adsorptionsmittel* untersucht werden. Es wurde die Versuchsmethodik von METT[5] zugrunde gelegt und folgendermaßen verfahren:

METT'sche Röhrchen werden mit Hühnereiklar gefüllt, bei 85^0 C im Wasserbad zum Gerinnen gebracht und im Wasserbad erkalten gelassen. Diese Röhrchen bleiben 48 Stunden im Thermostaten bei 37^0 C der Einwirkung einer Lösung von 0,6 g käuflichem Pepsin D.A.B. 6 in 100 ccm n/10 HCl, der 2,5 g Adsorbens zugesetzt war, ausgesetzt.

Die Tabelle 5 zeigt die Quadrate der verdauten mm Eiweiß in den Röhrchen.

Tabelle 5

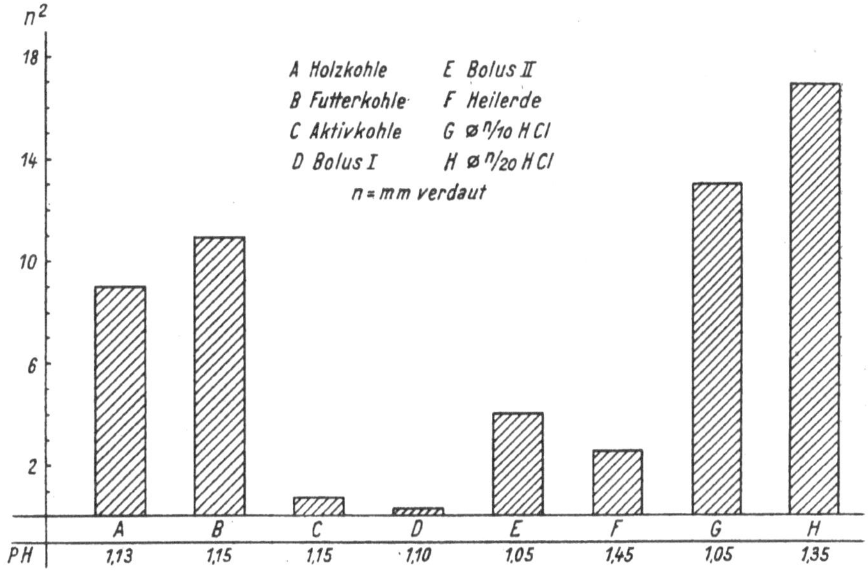

Wie aus der Tabelle ersichtlich, *hemmen die Adsorbentien die Eiweiß-verdauende Wirkung der Pepsinlösung* mehr oder weniger stark. Aus den Blindansätzen mit n/10 und n/20 Salzsäure ergibt sich, daß diese Beeinflussung nicht auf die Bindung von Salzsäure, sondern auf Fermentadsorption zurückzuführen ist, da die Blindwerte generell höher liegen als die Versuchswerte. Der Einfluß der pH-Verschiebung durch die Adsorbentien zum Optimum pH 2 fü Pepsin wirkt zwar fördernd auf die Verdauungsgeschwindigkeit für Eiweiß, kann jedoch unter diesen Bedingungen den Ausfall durch die Fermentadsorption nicht ausgleichen. Die in den Lösungen gemessenen pH-Werte sind in der Tabelle 5 enthalten.

Dieser Modellversuch kann lediglich einen Einblick in ein einziges fermentatives Verdauungssystem geben. Erst der Tierversuch kann darüber Aufschluß geben, ob Adsorptionsmittel die Verdaulichkeit der Nährstoffe unter nicht pathologischen Bedingungen wesentlich beeinflussen können.

Verdauungsstudien am Tier

Es wurden an Ratten und Hammeln *Verdaulichkeitsversuche* durchgeführt, um diesen Einfluß gebräuchlicher Adsorbentien-Gaben zu untersuchen.

Versuche wurden zunächst an 15 männlichen *weißen Laboratoriumsratten* im Gewicht von 320 bis 350 g durchgeführt und dabei folgendermaßen verfahren:

Je 5 Tiere bilden eine Einheit. Sie werden in Stoffwechselkäfigen mit Drahtboden einzeln gehalten, damit eine gegenseitige Belästigung ausgeschlossen ist. Die Ratten sind 4 Wochen lang mit der in der Tabelle 6 angeführten Grunddiät ernährt worden, um sie in einen gleichmäßigen Ernährungszustand zu bringen.

Tabelle 6. *Futterzusammensetzung für die Verdaulichkeitsversuche*

Trockensubstanz %	In der Trockensubstanz %				
	Rohprotein	Fett	Asche	Rohfaser und N-freie Extraktstoffe	Organische Substanz
89,39	18,96	8,55	3,03	69,46	96,97

Bestandteile: Hafermehl 840 g, Dorschmehl 30 g, Futterhefe 30 g, Magermilchpulver 30 g, Erbsmehl, grün 30 g, Maizenamehl 30 g, Lebertran 10 g.

Die prozentuale Zusammensetzung des Kotes hinsichtlich der nach der Weender Analysenmethode ermittelten Nährstoffe ist vom dritten Tage nach Futterumstellung an fast konstant. Nach 7 tägiger Vorfütterung wird eine 7 tägige Versuchsperiode angeschlossen, während der die Futteraufnahme bestimmt und der Kot zur Analyse quantitativ gesammelt wird. Jede Versuchsperiode mit Adsorbentienzulage zum Grundfutter wird durch eine 7 tägige Grundfutterperiode getrennt.

Tabelle 7 zeigt die Zusammenstellung der Verdaulichkeitsversuche und die Berechnung der Verdauungkoeffizienten für die einzelnen Nährstoffgruppen.

Die Verdaulichkeit der Grunddiät ist in allen Nährstoffgruppen bei jeder Tiereinheit ziemlich konstant. Die täglich aufgenommenen Futtermengen weichen nur wenig voneinander ab. Die *Verdaulichkeit des Rohproteins* ist nach Futterkohle, Aktivkohle und Bolus I-Gaben statistisch gegenüber dem Mittelwert der Normalgruppen signifikant gemindert, wenn auch praktisch gesehen diese Minderung verhältnismäßig geringfügig ist. Die *Verdaulichkeit des Rohfettes* scheint fast durchweg gegenüber dem Mittelwert bei den Normalgruppen leicht erhöht. Doch ist dieses Ergebnis nicht zweifelsfrei. Durch die Adsorbens-Anreicherung im Kot werden die nach dem Weender Analysenverfahren ermittelten Rohfettwerte infolge hartnäckiger Lipoid-Adsorption an die Adsorbentien zweifelhaft. Durch orientierende Versuche, bei denen Analysensubstanzen (Kote) mit Aktivkohle in wechselnden Mengen gemischt und dann nach Soxhlet mit Äther extrahiert wurden, wurden erhebliche Mengen Rohfett selbst nach 48 stündiger Extraktionsdauer zurückgehalten.

Tabelle 7. *Verdaulichkeitsversuche an Ratten*

	Trockensubstanz			Rohprotein			Fett			Asche			Rohfaser + N-freie Extraktstoffe			Organische Substanz		
5-Ratten-Einheit	I	II	III	I	II	III	I	II	III	I	II	III	I	II	III	I	II	III
Normalfutter g	110,3	108,7	111,9	20,91	20,61	21,22	9,43	9,29	9,57	3,34	3,29	3,39	76,62	75,51	77,72	106,96	105,41	108,51
Kot	12,55	12,43	12,57	3,81	3,91	3,80	1,24	1,15	1,21	1,82	1,86	1,88	5,68	5,51	5,68	10,73	10,57	10,69
Verdaut g	97,75	96,27	99,33	17,10	16,70	17,42	8,19	8,14	8,36	1,52	1,43	1,51	70,94	70,00	72,14	96,23	94,84	97,82
Verdaut %	88,62	88,56	88,77	81,78	81,03	82,09	86,85	87,62	87,36	45,51	43,47	44,55	92,59	92,70	92,82	89,97	89,97	90,15
5-Ratten-Einheit	I	II	III	I	II	III	I	II	III	I	II	III	I	II	III	I	II	III
I = + 5 % Futterkohle II = + 5 % Aktivkohle III = + 5 % Holzkohle	113,2	113,0	119,1	20,13	20,35	21,45	9,19	9,18	9,67	3,70	4,60	3,87	80,18	78,87	84,11	109,5	108,4	115,23
Kot	18,52	19,4	17,5	4,28	4,54	3,85	1,18	0,83	1,26	2,09	3,21	2,07	10,97	10,82	10,32	16,43	16,19	15,43
Verdaut g	94,72	94,6	101,6	15,85	15,81	17,60	8,01	8,35	8,41	1,61	1,39	1,80	69,21	68,05	73,79	93,07	92,21	99,80
Verdaut %	83,67	83,72	85,30	78,74	77,69	82,05	(87,16)	(90,96)	(86,97)	43,51	30,22	46,51	86,32	86,28	87,73	85,00	85,06	86,61
5-Ratten-Einheit	I	II	III	I	II	III	I	II	III	I	II	III	I	II	III	I	II	III
I = + 5 % Heilerde II = + 5 % Bolus II III = + 5 % Bolus I	113,1	115,1	114,3	20,37	20,73	20,59	9,18	9,35	9,28	8,65	8,63	8,52	74,90	76,75	75,91	104,45	106,47	105,78
Kot	17,03	18,07	18,16	3,71	3,90	4,05	1,01	1,14	1,12	6,67	6,90	7,02	5,64	6,13	5,97	10,36	11,17	11,14
Verdaut g	96,07	97,03	96,14	16,66	16,83	16,54	8,17	8,21	8,16	1,98	1,73	1,50	69.26	70,62	69,94	94,09	95,30	94,64
Verdaut %	84,94	84,30	84,11	81,54	81,19	80,33	(89,00)	(87,81)	(87,93)	22,89	20,05	17,61	92,47	92,01	92,14	90,08	89,51	89,47

An dieser Stelle wird deshalb zunächst auf eine Bewertung der Rohfettverdauung verzichtet, bis weitere Versuche zu zweifelsfreien Ergebnissen führen. Die *Verdaulichkeit der Kohlenhydrate* ist bei Kohle-Adsorbentien-Gaben scheinbar erniedrigt, was auf den unverdaulichen Kohlenstoffanteil zurückzuführen ist und sich aus der rechnerischen Ermittlung dieser Nährstoffgruppe ergibt. Die Verdaulichkeit der Mineralstoffe ist, wie auch nicht anders zu erwarten, weitgehend variant. Inwieweit die Resorption der Mineralstoffe des Grundfutters durch Adsorbentien-Gaben beeinflußt ist, sollte hier nicht näher untersucht werden.

Um einen Einblick in den *Einfluß der Adsorbentien auf die Verdaulichkeit der Nährstoffe beim Wiederkäuer* zu gewinnen, wurde ein Verdaulichkeitsversuch mit zwei Hammeln durchgeführt. Als Versuchsmaterial diente ein überjähriges Waldgrasheu und *Carbo medicinalis D.A.B. 6.* Dadurch wurden die Versuchsbedingungen verschärft, da zur Erhaltung des Wiederkäuers mit einem durchschnittlich guten Heu die Verdaulichkeit der organischen Substanz um 60% liegen soll, was hier nicht gegeben war. Außerdem wurde ein hochaktives Adsorbens gewählt.

Die Vorfütterung dauerte jeweils 9 Tage, die Analysenperiode im Stoffwechselkasten 10 Tage.

Die Analysendaten für das Waldgrasheu und die Carb. med. sind in Tab. 8, die Versuchsergebnisse in Tabelle 9 zusammengefaßt.

Tabelle 8

	Trocken-substanz	In der Trockensubstanz %				
		Roh-protein	Fett	Asche	Rohfaser	N-freie Extr.-Stoffe
Waldgrasheu	90,87	10,69	4,14	6,14	30,45	48,56
Carbo med.	79,21	—	—	4,50	—	—

Die einzelnen Nährstoffe werden im Vergleich mit dem Grundversuch durch die Beifütterung von 30 g Carbo med. nicht wesentlich beeinflußt. Die Verdauungskoeffizienten dürften bis auf denjenigen des Rohfettes als gleich angesehen werden. Das Rohfett läßt sich hier aus dem Kot nach dem Weender Analysenverfahren nicht einwandfrei bestimmen, da bei der Äther-Extraktion wesentliche Mengen, wie bereits an anderer Stelle erwähnt, nicht eluierbar sind. Doch beeinflußt der Fettwert rechnerisch das Ergebnis der Verdaulichkeit der übrigen organischen Substanz infolge seines relativ kleinen Wertes nur wenig.

In Tabelle 10 ist die *Stickstoff-Bilanz* für dieses Versuchspaar aufgestellt. Dabei ist im Grundversuch eine etwas stärkere N-Ausscheidung im Vergleich mit dem Kohleversuch gegeben. Diese Schwankung der täglichen Durchschnittswerte muß jedoch als physiologisch normal angesehen werden, wenn sie auch für beide Tiere gleichsinnig ist. Eine qualitative Differenzierung des resorbierten Rohproteins ist wohl nicht zu vermuten.

Tabelle 9. *Verdaulichkeitsversuche an Hammeln*

	Trocken-substanz		Rohprotein		Fett		Asche		Rohfaser		N-freie Extraktstoffe		Organische Substanz	
Hammel	I	II	I	II	I	II	I	II	I	II	I	II	I	II
Heu	803,10	870,0	85,85	93,00	33,25	36,02	49,31	53,42	244,55	264,92	390,14	422,64	753,79	816,58
Kot	416,89	441,89	47,32	49,05	15,22	18,47	38,27	41,23	112,39	122,23	202,80	210,91	378,62	400,66
Verdaut g . .	386,21	428,11	38,53	43,95	18,03	17,55	11,04	12,19	132,16	142,69	187,34	211,73	375,17	415,92
Verdaut % . .	48,09	49,21	44,88	47,26	54,23	48,72	22,39	22,82	54,04	53,83	48,02	50,10	49,77	50,93
Hammel	I	II	I	II	I	II	I	II	I	II	I	II	I	II
Heu + 30 g Aktivkohle	890,30	886,72	92,68	92,31	35,88	35,74	54,31	54,09	286,60	285,40	420,83	419,18	835,99	832,63
Kot	483,77	475,41	53,46	50,68	8,95	8,70	42,81	41,88	145,96	143,86	232,59	230,29	440,96	433,53
Verdaut g . .	406,53	411,31	39,22	41,63	26,93	27,04	11,50	12,21	140,64	141,54	188,24	188,89	395,03	399,10
Verdaut % . .	45,66	46,38	42,32	45,10	[75,06]	[75,66]	21,17	22,57	49,07	49,60	44,73	45,06	47,25	47,93

Tabelle 10. *Stickstoff-Bilanz*

Futter	Heu		Heu + Aktivkohle	
Hammel	I	II	I	II
Einnahme	13,74	14,88	14,83	14,77
Ausgeschieden im Harn . .	7,46	8,24	6,98	7,34
Ausgeschieden im Kot . .	7,57	7,85	8,55	8,11
Ausgabe Summe	15,03	16,09	15,53	15,45
Bilanz	— 1,29	— 1,21	— 0,70	— 0,68

Die Bestimmung der *Säure-Basenverhältnisse* durch Titration des Harns nach BECKER [1] unter gleichzeitiger Bestimmung des präformierten NH_3 nach FOLIN und die Titration der gesamten organischen Säuren nach V. SLYKE [8] führte zu den in Tabelle 11 zusammengefaßten Werten.

Tabelle 11. *Ausscheidung von Basen und organischen Säuren im Harn pro Tag*

Futter	Hammel	NH_3 mg Äquival.	Total-Titrat. mg Äquival.	Titr. Korr. (— NH_3)	Ges. Organ. Säuren mg Äquival.
Heu	I	23,56	+ 85,00	+ 61,44	135,72
	II	11,42	+ 52,50	+ 41,08	145,60
Heu	I	38,92	+ 125,00	+ 86,08	135,20
Aktivkohle	II	52,92	+ 138,50	+ 85,58	124,48

Die durchschnittliche tägliche NH_3-Ausscheidung ist im Kohleversuch gegenüber dem Grundversuch erhöht, was durch die durch die Kohle beigefütterten Mineralstoffe zu erklären wäre. Ebenso ist bei beiden Tieren im Harn nach Beifütterung von Carbo med. eine Erhöhung des Basenüberschusses eingetreten. Ob es sich nur um einen Ausspülungseffekt, bedingt durch beigefütterte Aschebestandteile oder um eine sonstige Beeinflussung des Mineralstoffwechsels infolge Adsorption bestimmter Stoffe im Darm handelt, soll in späteren Arbeiten näher geklärt werden. Die Ausscheidung an organischen Säuren im Harn blieb für beide Versuche verhältnismäßig konstant, was auf keine wesentliche Beeinflussung der Rohfaserverdauung durch die Kohlebeifütterung hinweisen könnte.

Wachstumsversuche

Sollte durch intestinale Adsorption von Schutz- und Wirkstoffen eine Beeinflussung des Tierkörpers durch Adsorbentien-Beifütterung gegeben sein, so müßten Wachstumsversuche darüber Aufschluß geben können. Es wurden deshalb mit *wachsenden Ratten* Versuche durchgeführt, die den Einfluß von Adsorbentien auf das Wachstum klären sollten. Hierbei wurden unter normalen Fütterungsbedingungen dem Grundfutter die therapeutisch angewandten Adsorbentienmengen bis zu 5 % des Grundfutters beigemengt.

Ein Stamm von gleichaltrigen weiblichen Albino-Ratten, die väterlicherseits Geschwister sind, werden schon als Mütter mit dem in der Tabelle 12 aufgeführten Grundfutter ernährt. Die Nachkommenschaft wird nach 4 wöchiger Säugezeit und 4 tägiger Entwöhnung in den Versuch genommen. Die Auslese der Versuchstiere erfolgt so, daß das durchschnittliche Anfangsgewicht 50 g beträgt, wobei die Einzeltiere Gewichtsschwankungen von ± 5% aufweisen. Jede Versuchsgruppe umfaßt 12 Ratten. Die Grund- und Versuchsnahrung wird den Tieren neben Wasser zur freien Aufnahme zur Verfügung gestellt, um dieselben unter normalen, ungestörten Lebensbedingungen aufwachsen zu lassen. Zur Ausschaltung der durch die Adsorbensbeifütterung bedingten Änderung der Nährstoffkonzentration werden der Adsorbensgabe entsprechende Mengen Seesand dem Grundfutter beigemengt.

Tabelle 12. *Futterzusammensetzung für Wachstumsversuche Ratten*

Grundfutter	I	II	Versuchs-Rationen
Hafermehl	47 g	100 g	1 a = I + 5 % Seesand
Dorschmehl	10 g	5 g	1 b = I + 5 % Holzkohle
Magermilchpulver	10 g	3,9 g	2 a = II + 5 % Seesand
Futterhefe	10 g	2,1 g	2 b = II + 5 % Aktivkohle
Erbsmehl	10 g	6,1 g	3 a = II + 5 % Seesand
Maismehl	10 g	5,0 g	3 b = II + 5 % Bolus II
Lebertran	0,65 g	2,0 g	
Kochsalz jodiert	—	0,65 g	
$CaHPO_4$	1,00	–	

	Trocken-substanz	In der Trockensubstanz: Roh-protein	Fett	Asche	Rohfaser	N-freie Extrakt-stoffe	Organ. Substanz
I	90,28	26,66	8,45	7,05	1,82	56,02	92,95
II	91,56	14,98	9,59	3,69	0,82	70,92	96,31

In Tabelle 13 ist für 3 Versuche der *mittlere Zuwachs in % des Gewichtes* nach 4 wöchiger Versuchsdauer und dessen mittlerer Fehler sowie die mittlere Abweichung des Mittelwertes und der Fehler der Auswahl aufgenommen. Die statistische Berechnung erfolgte nach den von A. FISHER[2] angegebenen Richtlinien, ebenso die Bewertung der Signifikanz des Unterschiedes zwischen Normal- und Versuchsgruppe. Die aufgenommenen Futtermengen waren bei Kontroll- und Versuchsgruppe praktisch gleich.

Die Tabelle 13 zeigt, daß die bewußt unter diesen Bedingungen durchgeführten Wachstumsversuche *keine signifikanten Unterschiede zwischen den Normal- und Versuchsgruppen* errechnen lassen. Damit scheint keine deutliche Beeinflussung des Wachstums der Ratten durch Adsorbentiengaben in dieser in der Praxis nicht überschrittenen Dosierung gegeben zu sein. Lediglich durch Beifütterung von 5% Aktivkohle, einem starken neutralen Adsorbens, ergibt sich bei den männlichen Tieren eine schwache Signifikanz im Sinne einer Wachstumshemmung gegenüber den Kontrollen nach FISHER [2], da der Fehler der Auswahl ein geringes mehr als 2,0 beträgt.

Tabelle 13. *12 Ratten: Mittlerer Zuwachs in % des Gewichtes zu Beginn der 4. Versuchswoche*

Ration	Mittlerer Zuwachs		Mittler. Fehler des Zuwachses		Mittlere Abweichung des Mittelwertes		Fehler der Auswahl	
	♂	♀	♂	♀	♂	♀	♂	♀
1 a	64,3	60,1	± 3,6	± 3,7	1,04	1,07	0,15	1,45
b	64,1	62,0	± 3,0	± 2,6	0,85	0,75		
2 a	69,3	59,9	± 2,1	± 1,8	0,60	0,52	2,09	1,39
b	66,9	58,8	± 3,4	± 2,1	0,98	0,60		
3 a	68,2	63,3	± 3,1	± 3,0	0,89	0,86	0,58	1,15
b	67,4	61,4	± 3,6	± 4,0	1,04	1,15		

Zahlreiche andere Wachstumsversuche unter Verwendung anderer Adsorbentien gaben keine signifikanten Unterschiede zwischen Normal- und Versuchsgruppe, so daß zusammenfassend gesagt werden kann, daß unter diesen Fütterungsbedingungen *kein wesentlicher Einfluß der Adsorbentien auf die quantitative und qualitative Ausnutzung der Nahrung* gegeben ist.

Zusammenfassung

Der vorliegende Abschnitt dieser Arbeit enthält Versuche, die unter dem Gesichtspunkt einer möglichen Beeinflussung der Verdauung durch therapeutisch angewandte Dosen von Adsorbentien bei normaler Ernährung und dadurch bedingtem normalen Verdauungsablauf durchgeführt wurden.

In vitro-Versuche ergaben, daß die Adsorption von Methylenblau als Adsorbendum erheblich unterschiedlich sein kann, wenn man verschiedene Adsorbensmengen unter den gleichen Versuchsbedingungen prüft und die Adsorptionsgröße nicht parallel mit der Adsorbensmenge wächst. Bewertungsmöglichkeiten für die Adsorptionsfähigkeit der Adsorptionsmittel ergaben sich jeweils nur für ein spezifisches Adsorbendum, wie Untersuchungen der Adsorption von Methylenblau, Antipyrin und organischen Säuren zeigten. Reiner Bolus adsorbiert infolge seines sauren Charakters Säuren praktisch nicht. Ein unterschiedliches Verhalten der Adsorbentien im Magen und Darm müßte demnach theoretisch zu erwarten sein.

Da größere Mengen Säure durch bestimmte Adsorbentien gebunden werden können, war die Frage einer intestinalen pH-Beeinflussung von Interesse. Die Untersuchungen an 49 mit Hafermehl ernährten Ratten ließen nach Beifütterung von Adsorbentien in therapeutischen Dosen keine für ein Adsorbens signifikante Milieubeeinflussung im Vergleich mit den Kontrollen im Magen und Darm zu. Es muß daraus geschlossen werden, daß bei dieser Fütterung die Pufferung des Speisebreies für das jeweilig benötigte pH-Milieu derartig funktioniert, daß eine Beeinflussung durch diese geringen Adsorbensmengen nicht in Erscheinung tritt.

Adsorbentien üben durch pH-Milieuänderung und Adsorption von Ferment unter gewissen Versuchsbedingungen auf die künstliche Eiweißverdauung mit Pepsin einen Einfluß aus. In vivo jedoch wird die Verdaulichkeit der Nährstoffe, wie an Ratten und Hammeln durch Verdaulichkeitsversuche festgestellt wurde, durch Beifütterung von therapeutisch angewandten Adsorbensmengen unter normalen Ernährungsbedingungen nicht erkennbar beeinflußt. Dabei wirken selbst Gaben von 30 g Carbo medicinalis täglich kaum auf die Verdauungsarbeit der Hammel ein.

Die Lipoide des Adsorbentien enthaltenden Kotes lassen sich unter üblichen Versuchsbedingungen durch Äther nur unvollkommen extrahieren. Dadurch können höhere Verdauungskoeffizienten für Rohfett vorgetäuscht werden. Immerhin liegt die Vermutung nahe, daß durch Lipoidadsorption fettlösliche Vitamine für die Resorption im Darm verloren gehen. Mit Albinoratten konnte jedoch durch Wachstumsversuche unter normalen Fütterungsbedingungen keine statistisch berechenbare Beeinflussung des Wachstums gegenüber den Kontrollen gefunden werden. Lediglich durch Beifütterung von 5% Aktivkohle zum Futter wurde ein schwach signifikant gebremstes Wachstum gegenüber den Kontrolltieren bei männlichen Ratten gefunden.

Zusammenfassend kann gesagt werden, daß Adsorbentien sonst keinen nennenswerten Einfluß auf die Verdauung ausüben, wenn sie in therapeutisch üblichen Dosen unter normalen Ernährungsbedingungen verfüttert werden.

Literaturverzeichnis

1 BECKER, M., Biochem. Z., *295*, 198 (1938).
2 FISHER, R. A., Statistical Methods for Research Workers, Edinburgh, Oliver & Boyd, 1928.
3 KUNZE, R., u. M. VOGEL, Der Balneologe, *3*, 85 (1936).
4 MANGOLD, E., u. H. DAMKÖHLER, Arch. f. Geflügelkunde, *10*, 298—316 (1936).
5 METT, Arch. f. Anat. u. Physiol. 68 (1894).
6 MICHAELIS, L., u. RONA, Biochem. Z. *102*, 275 (1920).
7 ROHMANN, C., Pharm. Ztg. *79*, 122 (1934).
8 VAN SLYKE u. PALMER, J. of biol. chem., *41*, 567 (1920).

Aus dem Institut für Tierphysiologie und Tierernährung der Universität Göttingen
(Direktor: Prof. Dr. Dr. W. LENKEIT)

WALDTRAUT EDEN

Untersuchungen zur Carotinresorption beim Huhn und zum Carotinübergang in das Ei

A. Einleitung

Von den landwirtschaftlichen Nutztieren werden heute höchste Leistungen verlangt, und im Streben nach diesem Ziele werden die Haustiere immer weiter von den natürlichen Haltungs- und Ernährungsbedingungen entfernt. Am schärfsten ist diese Tendenz in der Geflügelhaltung ausgeprägt, wo sich eine überstürzte Entwicklung zur Industrialisierung der Eier- und Kükenerzeugung vollzieht. Im selben Maße wächst aber auch die Gefahr, daß den Tieren in der Nahrung nicht alle biologisch notwendigen Stoffe gereicht werden; insbesondere gilt dies für die Vitamin- und Mineralstoffversorgung. Daß die Änderung der Lebensbedingungen und der Entzug der freien Futterwahl mit größten Schäden für die Leistungsfähigkeit der Tiere verbunden ist, demonstriert eindeutig ein Versuch in der Schweiz [4, 5, 10] in dem Eier von Fasanen aus freier Wildbahn zu 100% geschlüpft waren, während die von in Volieren gehaltenen nur ein Schlupfergebnis von 67% erreichten. Ein weiterer Versuch [4, 5, 10], in dem 2000 Hennen mit Überschuß an den Vitaminen A, B, C, D und E gefüttert wurden, erbringt den unzweideutigen Beweis dafür, daß die Ursache des erwähnten Leistungsrückganges in der Vitaminversorgung zu suchen ist. Die Eier dieser Hennen schlüpften in überwältigender Mehrzahl zu 85—90%, gegenüber einem durchschnittlichen Schlupfergebnis von 65 bis 70% in der Praxis. Es ist daher nicht verwunderlich, daß sich die Wissenschaft seit einigen Jahren so intensiv mit den Vitaminfragen beim Geflügel befaßt.

Die vorliegende Arbeit soll ein Beitrag zur Kenntnis des Carotinstoffwechsels beim Huhn sein. Es wird über Versuche zur Resorption von β-Carotin aus verschiedenen Futtermitteln und dessen Übergang in das Ei berichtet.

1. Die Bedeutung des Carotins für das Huhn und der Carotinbedarf

Aus der Gruppe der Carotinoide sind für das Huhn folgende Verbindungen als Provitamine erkannt: das α-, β-, γ-Carotin, das Kryptoxanthin und neuerdings auch das neo-β-Carotin B [22]. Die übrigen Carotinoide werden zwar resorbiert und deponiert, können aber vom Huhn nicht als Vitamin-A-Quelle benutzt werden. Daneben können selbstverständlich auch tierische Produkte, die das fertige Vitamin A enthalten (meist Vitamin-A-Depots wie Dorschleber, Lebertran, Walöl usw.), zur Deckung des Vitaminbedarfes herangezogen werden. Jedoch kommt den Provitaminen im pflanzlichen Material die weit größere Bedeutung zu, da es sich hier um die natürlichste und billigste Vitaminversorgung handelt, die, wie weiter unten gezeigt wird, auch die vorteilhafteste und wirksamste ist.

Als Futtermittel, die sich in der Praxis zur Deckung des Vitamin-A-Bedarfs beim Huhn bestens geeignet erwiesen haben, seien hier genannt: Grünkohl, Spinat, frischer Klee, Luzerne, Gras (Auslauf), alle künstlich getrockneten Futtermittel, besonders Luzerne- und Grasmehl, ferner rote Möhren und gelber Mais. In diesen Ausgangsmaterialien überwiegt bei weitem das β-Carotin, lediglich gelber Mais enthält etwa 6 mal mehr Kryptoxanthin als β-Carotin [1].

Nach neueren amerikanischen Versuchen[9,30,45,46] scheint die Umwandlung von Carotin in Vitamin A bei Ratte und Schwein außer in der Leber auch bereits im Dünndarm stattzufinden. Beim Huhn konnten jedoch WITH und WANSCHER[50] auch bei großen Carotingaben kein Vitamin A im Darm nachweisen. Nach diesen Versuchen erfolgt die Umwandlung beim Huhn erst in der Leber.

Ein weiterer Umstand, der für die Bedarfsdeckung von wesentlicher Bedeutung ist, ist die unterschiedliche Vitamin-A-Wirksamkeit der einzelnen Provitamine.

Nach Versuchen von WITH und WANSCHER[50], JOHNSEN, SWICK und BAUMANN[20] ist Vitamin A für die Speicherung von Reserven in der Leber besonders geeignet und übertrifft alle anderen Formen (reines β-Carotin in Baumwollsaatöl, β-Carotin in Form von grüner und künstl. getr. Luzerne), während Luzerne den Vitamin-A- und Carotingehalt der Eier in stärkerem Maße erhöht als reines β-Carotin und Vitamin A.

Diese hier nur in groben Umrissen angedeuteten Probleme der Vitamin-A-Versorgung der Hühner zeigen bereits eindeutig, wie schwer es gerade auf diesem Gebiet ist, ein Kriterium für die Messung des Vitamin-A-Bedarfes zu finden. A priori möchte man meinen, in der Schlupffähigkeit der Eier einen brauchbaren Maßstab für die Bestimmung des Vitamin-A-Bedarfes finden zu können. Nun ist es aber bislang noch gar nicht bewiesen, daß die Verbesserung der Schlupffähigkeit durch Zulagen von carotinhaltigen Futtermitteln lediglich auf die Carotinzufuhr zurückzuführen ist. In einem neuen dänischen Versuch[3] z. B. wird die Auffassung vertreten, daß die bessere Schlupffähigkeit der Eier nach Luzernemehlfütterung gegenüber einer Carotinölzufuhr dem Riboflavin in der Luzerne zuzuschreiben ist. In diesem Versuch hatte bemerkenswerterweise die Qualität des Luzernemehls auf die Schlupffähigkeit keinen Einfluß. Entscheidend war einzig und allein, ob die Tiere Luzernemehl erhielten oder nicht.

2. Die Carotinresorption bei Huhn, Mensch und Ratte

In der durchgesehenen Literatur war nur ein Versuch über die *Resorption von Carotin beim Huhn* zu finden, und zwar von WITH und WANSCHER[50]. Diese Forscher führten einem 8 Wochen alten Küken 1 g Carotinöl per oral zu und ermittelten eine etwa 50%ige Ausscheidung, die nach 2 Tagen beendet war. Zwei andere Küken erhielten mit A-freier Kost 500 und 1000 IE Vitamin A. In den Faeces dieser Küken konnten die Versuchsansteller kein Vitamin-A nachweisen. Sie folgern daraus, daß Vitamin-A — im Gegensatz zu Carotin — auch nach großen Dosen (500 und 1000 IE übersteigen bei weitem den Bedarf) nicht ausgeschieden wird, deuten aber auf Grund der Faecesuntersuchungen an, daß Vitamin A im Darm wahrscheinlich oxydiert wird.

Somit steht für das Küken bislang nur fest, daß es zugeführtes Carotin in großem Prozentsatz wieder ausscheidet, während Vitamin A in den Faeces nicht ausgeschieden wird, ein Befund, der den Beobachtungen an anderen Tierarten entspricht.

Wesentlich umfangreicher wurde die *Resorption von Vitamin A und Carotin an Ratten und am Menschen* untersucht. An Ratten ist dies allerdings nur mit Carotin- und Vitamingaben, die weit über dem Bedarf liegen, durchführbar, weil die biologischen Gaben so klein sind, daß eine eventuelle Ausscheidung im Kot mit den heutigen Analysenmethoden nicht nachweisbar ist. So hat WITH [49] an Ratten die bedeutende Feststellung gemacht, daß nach hohen Gaben eine erhebliche Zerstörung des Vitamin A und Carotins während des Darmdurchganges eintreten kann. In seinem Versuch mit hohen Gaben wurden 60—90% des zugeführten Vitamin A zerstört und 0—10% ausgeschieden. Beim Carotin betrugen die Werte für die Zerstörung ca. 25 bis 65% und für die Ausscheidung 30—70%. WITH betont, daß dies nur für hohe Dosen zutrifft. An anderen Tieren ist die Beobachtung noch nicht bestätigt, es muß jedoch mit der Möglichkeit einer Zerstörung im Darm gerechnet werden. Da es noch nicht erwiesen ist, ob auch beim Huhn eine eventuelle Zerstörung eintreten kann, wird in der Beschreibung der eigenen Versuche der Ausdruck „*Resorption*" mit der Einschränkung gebraucht, daß es nicht sicher ist, ob der nicht ausgeschiedene Anteil dem faktisch resorbierten entspricht.

Umfangreiche Resorptionsversuche am Menschen führte K. H. WAGNER [1] durch. Auch er konnte in seinen Versuchen die Beobachtung bestätigen, daß Vitamin A offenbar recht gut, Carotin dagegen wesentlich schlechter resorbiert wird. Während Vitamin A auch bei Belastung erst nach mehreren Wochen im Kot in Erscheinung trat, wurde β-Carotin bei einer täglichen Gabe von 5000 IE vom gesunden Menschen zu etwa 50% resorbiert. Carotin aus rohen bzw. gekochten Möhren wurde nur zu 1—19% resorbiert, dagegen lagen die Resorptionswerte für rohen und gekochten Spinat bedeutend höher, nämlich bei 48 und 58%. Carotin aus grob zerkleinerten Möhren wurde vom Menschen nur zu 2—5% resorbiert, dagegen in sehr fein zerriebener Form zu 4—36%.

Diese Versuche zeigen, daß das Carotin aus einzelnen Nahrungsmitteln nicht gleichmäßig resorbiert wurde. Offenbar muß es Faktoren geben, die die Resorption beeinflussen. An erster Stelle dürfte die mechanische Zerkleinerung des Futtermittels stehen; je feiner verteilt es in den Darm gelangt, desto besser ist die Resorption gewährleistet, wie dies aus dem erwähnten Versuch mit grob und fein zerkleinerten Möhren hervorgeht. In der Literatur werden als weitere Faktoren die Verweildauer im Magendarmkanal, die Permeabilität des Darmes, das optimale pH und die Bakterienbesiedlung angeführt. Mehrere Forscher bringen die schlechte Resorbierbarkeit des Carotins aus dem Pflanzenmaterial mit der schweren Ausschließbarkeit der Zellmembran in Zusammenhang. So schreiben K. H. WAGNER und Mitarb.[47]: „Die Verdauung zellulosereichen Materials stellt für den Organismus eine große Belastung dar. Das Carotin, das durch diesen Prozeß frei wird, ist demnach von einer optimalen Verdauungstüchtigkeit des Organismus abhängig. Aus der angebotenen Menge des pflanzlichen Materials kann vom Organismus nur ein kleiner Teil aufgeschlossen werden, während der größere Teil zusammen mit der Zellulose — im Zellverband — der Ausscheidung anheimfällt." Da nun das Huhn die pflanzliche Rohfaser von allen landwirtschaftlichen Nutztieren am schlechtesten verdaut, müßte man, wenn diese Erklärung zutreffen würde, mit einer ausgesprochen niedrigen Resorption des Carotins aus rohfaserreichen Futtermitteln beim Huhn rechnen. Daß dies jedoch keineswegs der Fall ist, werden die in dieser Arbeit zu beschreibenden Versuche beweisen.

Auch die Höhe der Carotingaben dürfte für die Resorption wichtig sein, wie aus der Beobachtung WITH's über die Zerstörung im Darm abzuleiten ist. Ferner könnte man sich denken, daß die Carotinresorption von der chemischen und physikalischen Beschaffenheit des Carotinträgers abhängig ist. Nicht zuletzt dürfte der Carotinzustand des Tieres selbst auf die Resorption einen entscheidenden Einfluß ausüben, wie es Beobachtungen über die besonders gute Carotinausnutzung im „Vitamin-Hunger" und in der Periode der maximalen Legetätigkeit andeuten.

Aus diesem umfangreichen Fragenkomplex soll im ersten Teil dieser Arbeit die β-Carotin-Resorption aus einigen frischen und künstlich getrockneten Futtermitteln sowie aus reinem β-Carotin beim Huhn untersucht werden.

Der 2. Teil der Arbeit wird sich dann mit dem Übergang des β-Carotins in das Ei befassen. Es werden an carotinfrei gefütterte Tiere Carotinzulagen von verschiedener Dauer, Höhe und Herkunft verabfolgt und die Ausscheidung von Carotin im Ei (Carotinspiegel) solange verfolgt, wie sie nachweisbar ist.

B. Versuche über die Carotin-Resorption

I. Versuchsmethodik

1. Bestimmungsmethoden

Die Carotinbestimmung in den einzelnen Futtermitteln und im Kot wurde nach der Methode von KUHN und BROCKMANN[22] durchgeführt[23], wobei im Verlauf der Versuche eine Vereinfachung sowie eine Schnellausführung dieser Methode nach einem Vorschlag von M. BECKER hinzukamen.

1. Das Analysenmaterial wurde mit Methanol und Benzin 2—3 Min. lang im Turmix zerkleinert und gleichzeitig extrahiert. Nach Filtration der Mischung über eine Glasfilternutsche wurde der Rückstand nur noch mit etwas Benzin nachgewaschen und der Analysengang wie oben fortgesetzt.
2. Entmischung: Die vereinigten Benzinlösungen wurden nach Abtrennung der ersten wäßrig alkoholischen Schicht sofort mit reinem, trockenem Calciumchlorid an Stelle

von Natriumsulfat geschüttelt, das sehr schnell Reste von Alkohol und Wasser aufnimmt. Durch die Anwendung von Calciumchlorid war es möglich, den Analysengang zu beschleunigen, da die Trocknung mit Natriumsulfat das Waschen der Benzinlösung mit Wasser erfordert, wobei aber im allgemeinen Emulsionen auftreten, die die Analyse außerordentlich verzögern.

2. Carotin- und Vitamin-A-Bestimmung im Eidotter

Die Carotin- und Vitamin-A-Bestimmung im Eidotter erfolgte in Anlehnung an die Methode von GUILLAM und HEILBRONN [16].

10 Eigelb mit einem Gesamtgewicht von ca. 200 g werden im Mörser mit 100 g getrocknetem Na_2SO_4 verrieben (Eigelb portionsweise zugeben). Die Extraktion erfolgt mit Petroläther im Soxleth unter N_2-Atmosphäre im Wasserbad bis zur Farblosigkeit. Das Filtrat wird im Rundkolben mit 150 ccm KOH (10%) versetzt und unter N_2-Atmosphäre im Wasserbad ca. 3—4 Stunden verseift. Die gesamte Lösung wird in einen Schneidetrichter überführt und mit ca. 30 ccm Wasser versetzt. Petroläther- und KOH-Phase werden getrennt und die KOH-Phase wird mehrmals mit Petroläther ausgeschüttelt. Anschließend wird die gesamte Petrolätherphase eingeengt.

Der Abdampfrückstand (= Unverseifbares) wird in wenig abs. Methanol aufgenommen, die ausgefallenen Sterine werden abfiltriert. 10—20 ccm Petroläther werden zugegeben und das Gemisch 10—15 mal mit Methanol (90—92%) ausgeschüttelt.

Trennen der Phasen:

A: Petrolätherphase = Carotinoide zur Carotinbestimmung.

B: Methylalkoholphase (Lutein, Zeaxanthin + Hauptmenge des Vitamin A): abdampfen, mit Petroläther aufnehmen, mit Wasser waschen und über Na_2SO_4 trocknen. Die Trennung von Xanthophyll und Vitamin A erfolgt über eine $CaCO_3$-Säule, wobei das Vitamin A quantitativ in das Filtrat übergeht. Letzteres wird mehrmals unter Kohlensäureatmosphäre mit trockenem Petroläther eingeengt.

Durchführung der Reaktion [13]: Der Rückstand wird in 1 ccm Chloroform aufgenommen. 0,2 ccm Vitamin-A-Lösung werden mit 1 ccm Guajakollösung und mit 3 ccm Antimontrichloridlösung versetzt und sofort für die Dauer von 90 Sec. in ein 60° warmes Wasserbad gestellt. Die nun violette Lösung wird im Lange-Kolorimeter nach 12—13 Min. unter Verwendung eines Multiflex-Galvanometers kolorimetriert und der Vitamin-A-Wert mittels Eichkurve bestimmt.

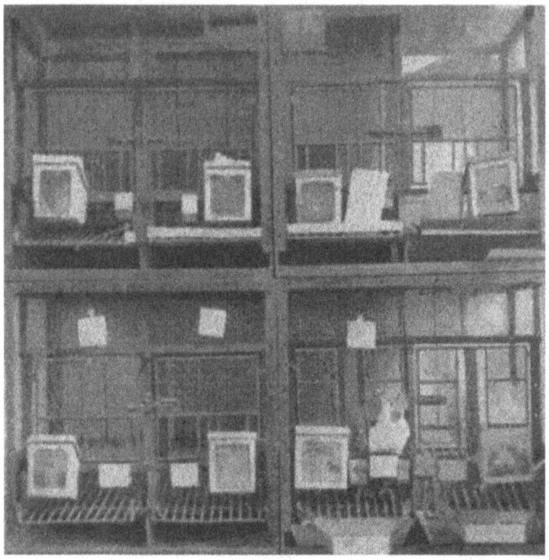

Abb. 1

Zur Durchführung der Stoffwechselversuche an Hähnen wurden die im Institut üblichen Stoffwechselkäfige benutzt (Abb. 1). Für den Stoffwechselversuch an Hennen wurden diese Käfige nach dem Schema amerikanischer bzw. englischer Legekäfige umgebaut [9] (Abb. 2).

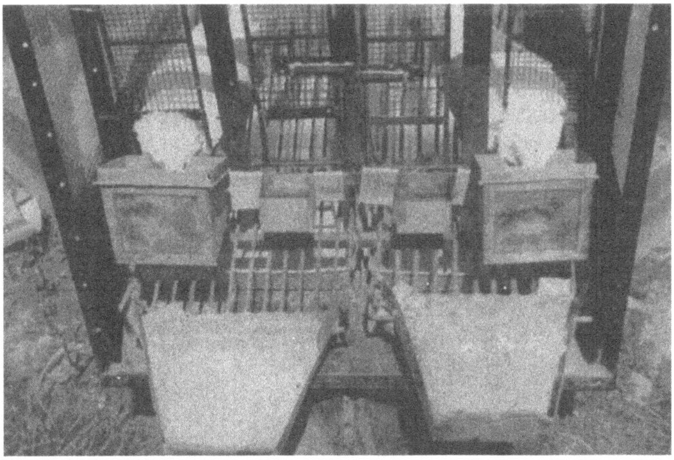

Abb. 2

Maße des Legekäfigs:

Höhe vom Boden	80 cm
Gesamtbreite	40 cm
Gesamttiefe	50 cm
Draht über dem Boden vorn	11 cm
Draht über dem Boden hinten	21 cm

Der Drahtboden, auf dem die Eier nach vorn rollen, steht etwa 25 cm über den Käfig hinaus und ist dort mit einem Metallband versehen. Von hier aus können die Eier leicht gesammelt werden.

3. Versuche zur Carotinresorption aus verschiedenen Futtermitteln

a) Versuchsplan

In 7 Stoffwechselversuchen wurde die Resorption von β-Carotin aus verschiedenen Futtermitteln an Hähnen und in einem weiteren die von reinem β-Carotin an Legehennen untersucht. Mit der Futtermischung I wurde außerdem vor den Resorptionsversuchen ein Grundversuch ohne Carotinzulage durchgeführt. Leider mußten im Verlauf der Versuche die Futtermischung und das Tiermaterial geändert werden, so daß der Grundversuch nur in 5 Versuchen zur Berechnung der Verdaulichkeit der Zulage herangezogen werden kann.

Nachstehende Tabelle 1 gibt eine Übersicht über die Durchführung der Versuche.

Tabelle 1

Versuch Nr.	Versuchstiere Hähne-Nr.	Futtermischung M = Mischung	Carotinzulage	mg Carotin pro Tier und Tag	Bemerkungen
0	88, 89	100 g M I	—	—	Grundversuch (carotinfrei)
I	30, 31, 32	90 g M II	50 g Grünkohl	1,516	frische Futtermittel
II	88, 89	100 g M I	50 g Grünkohl	0,495	
III	30, 32	90 g M II	30 g Mohrrüben	3,20	
IV	88, 89	120 g M I	30 g Trobako	0,60	künstlich getrocknete Futtermittel
V	88, 89	100 g M I	30 g Wicken	1,54	
VI	88, 89	100 g M I	20 g Luzerne	0,21	
VII	88, 89	80 g M I	40 g Luzerne	0,404	
VIII	6 Hühner	100 g M III	β-Carotin	2,000	reines β-Carotin

b) Futtermischungen und Analysen

Drei verschiedene carotinfreie Grundfuttermischungen wurden in den Stoffwechselversuchen verwandt, deren prozentuale Zusammensetzung und Weender Analysen hier angegeben werden (Tab. 2—4).

Mischung I

40% Mischfutter
35% Weizenkleie
8% Kartoffelflocken
16% Eiweißkonzentrat
1% Vitakalk

Tabelle 2

Futtermittel	Trockensubstanz	in 100 Teilen Trockensubstanz					
		Rohprotein	Rohfett	Rohfaser	Asche	N-freie Extr.-St.	org. Substanz
Mischfutter	88,28	7,22	1,95	19,09	8,96	62,78	91,04
Weizenkleie	86,48	8.74	5,00	11,54	6,19	68,53	93,81
Kartoffelflocken	86,52	7,62	0,50	1,78	5,12	84,98	94,88
Eiweißkonzentrat	90,55	52,94	3,30	3,27	34,63	5,86	65,37
Vitakalk	88,58	—	—	—	—	—	—

Mischung II

15% Kartoffelwalzmehl
65% Gerstenschrot
10% Dorschmehl
9% Sojaflocken
1% Vitakalk

Tabelle 3

Futtermittel	Trockensubstanz	in 100 Teilen Trockensubstanz					
		Rohprotein	Rohfett	Rohfaser	Asche	N-freie Extr.-St.	org. Substanz
Kartoffelwalzmehl	89,45	10,64	0,31	1,84	4,86	83,35	95,14
Gerstenschrot	84,88	9,85	1,77	6,16	2,94	79,28	97,06
Dorschmehl	88.31	65,43	4,20	—	27,42	—	72,58
Sojaflocken	88.35	32,39	10,94	3,69	5,36	47,62	94,64
Vitakalk	87,09	—	—	—	—	—	—

Mischung III

20% Eiweißmischung	in der Eiweißmischung
30% Kartoffelwalzmehl	30% Trockenhefe
50% Haferflocken	10% Magermilchpulver
	55% Molkenfischmehl
	5% Vitakalk

Tabelle 4

Futtermittel	Trocken-substanz	in 100 Teilen Trockensubstanz					
		Roh-protein	Roh-fett	Roh-faser	Asche	N-freie Extr.-St.	org. Substanz
Kartoffelwalzmehl . . .	89,45	10,64	0,31	1,84	4,86	83,35	95,14
Haferflocken	87,00	15,17	8,62	1,61	2,30	72,30	97,70
Trockenhefe	88,00	54,66	2,16	0,23	6,93	36,02	93,07
Magermilchpulver . . .	89,00	41,69	2,02	—	7,30	48,99	92,70
Molkenfischmehl . . .	86,20	55,89	6,25	—	19,78	18,08	80,22
Vitakalk	88,58	—	—	—	—	—	—

Der Carotin- und Rohnährstoffgehalt der Zulagen war folgender (Tab. 5):

Tabelle 5

Futtermittel	Trocken-substanz	in 1000 g Trockensubst. Carotin mg	in 100 Teilen Trockensubstanz					
			Roh-protein	Roh-fett	Roh-faser	Asche	N-freie Extr.-St.	org. Subst.
Grünkohl . . .	15,50	196,12	40,54	5,02	11,03	12,77	30,64	87,23
Grünkohl . . .	16,57	59,74	33,15	5,53	7,77	9,50	44,05	90,50
Möhren	14,23	749,80	9,45	1,39	7,69	8,54	72,93	91.46
Troblako . . .	83,08	24,1	10,88	1,59	11,66	12,42	63,45	87,58
Wicken	88,19	58,16	28,98	4,44	20,39	14,15	32,04	85,85
Luzerne	86,73	11,9	16,95	3,73	34,02	11,01	34,29	88,99

c) Versuchsanordnung

Die Versuche wurden nach der allgemein üblichen Methode der Stoffwechselversuche durchgeführt. Ein Versuch setzte sich also aus einer Vorfütterungs- und einer Hauptfütterungsperiode zusammen. In der zwischen den einzelnen Versuchen liegenden Zeit wurden die Tiere weiter in den Versuchskäfigen gehalten und bekamen nur das Grundfutter. Diese Zeitspanne dauerte in der Regel 2—3 Wochen. Die verschiedenen carotinhaltigen Futtermittel wurden dem Grundfutter beigemengt und den Tieren in feuchtkrümeliger Form verabreicht. Die Futteraufnahme bereitete keine Schwierigkeiten und erfolgte stets quantitativ. Im Verlauf der Versuche wurden die Tiere täglich 2 mal gefüttert und die Ausscheidungen jeweils innerhalb von 24 Stunden quantitativ gesammelt. $^1/_{10}$ der Frischkotmenge wurde zur Carotinanalyse eingewogen, in Methylalkohol konserviert, die Carotinbestimmung 3—5 mal innerhalb eines Versuches durchgeführt. Die Hälfte der täglichen Ausscheidungen wurde bei 70° getrocknet und gesammelt. Nach Beendigung des Versuches wurde in der gesamten Kotmenge die lufttrockene Substanz bestimmt und der Rohnährstoffgehalt nach dem Weender Verfahren sowie der Ammoniak- und Eiweißgehalt nach STOTZ[37, 38] ermittelt.

II. Die Versuche

1. Resorption von Carotin aus frischen und getrockneten Futtermitteln

Versuch I. Grundfutter + Grünkohl

Versuchstiere:	Leghornhähne Nr. 30, 31, 32
Futter je Tier und Tag:	90 g Grundfutter (Mischung II) 50 g Grünkohl, frisch
Vorfütterung:	5 Tage
Analysenperiode:	10 Tage

Der Grünkohl wurde täglich frisch geerntet; die krausen Blätter wurden von Stiel und Mittelrippe abgestreift, fein gewiegt und mit dem Grundfutter vermischt. Der Versuch wurde im November durchgeführt, d. h. zu einer Zeit, wo die Blätter kräftig grün waren.

Der durchschnittliche Carotingehalt betrug in

1000 g	
ursprünglicher Substanz	Trockensubstanz
30,4 mg	196,12 mg

Die Carotinaufnahme und -ausscheidung war folgende (Tab. 6).

Tabelle 6

Versuchstag	Carotin-aufnahme mg	Carotinausscheidung in mg		
		Hahn Nr. 30	Hahn Nr. 31	Hahn Nr. 32
1.	1,44	1,59	1,91	1,16
2.	1,44	1,62	2,04	1,13
3.	1,28	1,01	1,23	1,33
4.	1,28	1,40	1,40	1,24
5.	1,35	0,91	0,90	1,66
6.	1,35	1,26	0,98	1,78
7.	1,58	1,07	1,08	1,00
8.	1,58	0,98	1,15	0,99
9.	1,93	1,09	1,06	0,99
10.	1,93	1,10	1,03	1,12
Sa.:	15,16	12,03	12,78	12,40
⌀ pro Tag:	1,516	1,203	1,278	1,240
resorb. in mg:		0,313	0,238	0,276
resorb. in %:		20,64	15,7	18,2
resorbiert im Mittel:			18,18	

Versuch II. Grundfutter + Grünkohl

Versuchstiere:	Leghornhähne Nr. 88 u. 89
Futter je Tier und Tag:	100 g Grundfutter (Mischung I) 50 g Grünkohl
Vorfütterung:	4 Tage
Analysenperiode:	10 Tage

Auch in diesem Versuch wurde täglich frischer Grünkohl verwendet, der mit einem Fleischwolf zerkleinert wurde. Der Versuch wurde im Februar durchgeführt, wo die Blätter nicht mehr so intensiv grün waren wie in dem vorhergehenden Versuch. Der durchschnittliche Carotingehalt betrug in:

1000 g ursprünglicher Substanz	1000 g Trockensubstanz
9,9 mg	59,74 mg

Die Carotinaufnahme und -ausscheidung war folgende (Tab. 7):

Tabelle 7

Versuchstag	Carotin-aufnahme in mg	Carotinausscheidung in mg	
		Hahn Nr. 88	Hahn Nr. 89
1.	0,44	0,588	0,61
2.	0,44	0,564	0,60
3.	0,46	0,73	0,64
4.	0,46	0,66	0,64
5.	0,55	0,33	0,39
6.	0,55	0,27	0,36
7.	0,55	0,33	0,38
8.	0,50	0,31	0,35
9.	0,50	0,33	0,33
10.	0,50	0,33	0,33
Sa.:	4,95	4,442	4,63
∅ pro Tag:	0,495	0,444	0,463
resorb. in mg:		0,051	0,032
resorb. in %:		10,3	6,8
resorbiert im Mittel:		8,55	

Versuch III. Grundfutter + Möhren

Versuchstiere:	Leghornhähne Nr. 30 u. 32
Futter je Tier und Tag:	90 g Grundfutter (Mischung II) 30 g Möhren
Vorfütterung:	4 Tage
Analysenperiode	9 Tage

Nachdem in den vorhergehenden Versuchen die Resorption von Carotingaben in Höhe von 4,95 mg und 1,52 mg pro Tier und Tag ermittelt wurde, sollte in diesem Versuch eine bedeutend höhere Carotinzufuhr untersucht werden. Die Möhren mit ihrem relativ höchsten Carotingehalt waren für diesen Zweck besonders gut geeignet. Jedoch ergaben sich in der Versuchsdurchführung gewisse Schwierigkeiten, da die Tiere die Möhren, die in kleine Würfel geschnitten waren, nur ungern aufnahmen. Erst als die Möhren in fein geriebener Form dem Grundfutter beigemengt wurden, gelang es, eine quantitative Futteraufnahme zu erzielen. Mit diesem Zeitpunkt wurde mit der Vorfütterung begonnen.

Der durchschnittliche Carotingehalt der Möhren betrug in:

	1000 g	
ursprünglicher Substanz		Trockensubstanz
106,7 mg		749,8 mg

Carotinaufnahme und -ausscheidung siehe Tabelle 8.

Tabelle 8

Versuchstag	Carotin-aufnahme in mg	Carotinausscheidung in mg Hahn Nr. 30	Hahn Nr. 32
1.	2,60	2,68	0,84
2.	2,60	2,73	1,95
3.	2,60	2,66	1,96
4.	3,13	2,61	2,37
5.	3,13	2,66	2,00
6.	3,13	2,57	1,42
7.	3,87	2,01	1,48
8.	3,87	2,11	2,37
9.	3,87	2,00	1,93
Sa.:	28,80	22,03	16,32
∅ pro Tag:	3,20	2,448	1,813
resorb. in mg:		0,752	1,387
resorb. in %:		23,5	43,3
resorbiert im Mittel:		33,4	

Die durchschnittliche Carotinresorption von frischen Möhren liegt nach diesem Versuch bei 33,4%. Trotz der den täglichen Bedarf (siehe weiter) weit überschreitenden Carotingabe liegt die Resorption bedeutend höher als in den Versuchen mit frischem Grünkohl. Betrachtet man die tägliche Carotinaufnahmen und -ausscheidungen in ihrer Gegenüberstellung, so fällt besonders in den beiden ersten Versuchen eine Mehrausscheidung gegenüber der Aufnahme auf. Diese Mehrausscheidung, die nur in den ersten Tagen der Analysenperiode auftrat, dürfte auf eine höhere Carotinaufnahme in der Vorfütterung zurückzuführen sein. Auch die Tatsache, daß es im Verlaufe der einzelnen Versuche nicht gelungen war, täglich die gleichen Carotinmengen zu verfüttern, weil offenbar die einzelnen Blätter bzw. Teile der Pflanzen einen unterschiedlichen Carotingehalt aufweisen, deutet auf diese Möglichkeit hin.

Versuch IV. Grundfutter + Troblako

Versuchstiere:	Leghornhähne Nr. 88 u. 89
Futter je Tier und Tag:	120 g Grundfutter (Mischung I)
	30 g Troblako
Vorfütterung:	4 Tage
Analysenperiode:	11 Tage

Troblako, wie auch die künstlich getrockneten Futtermittel der drei folgenden Versuche, wurde auf der Analysenmühle ohne Vertrocknung fein gemahlen und mit dem Grundfutter vermischt.

Carotingehalt des Troblako in:

	1000 g	
ursprünglicher Substanz		Trockensubstanz
20,0 mg		24,1 mg

Carotinaufnahme und -ausscheidung siehe Tabelle 9.

Tabelle 9

Versuchstag	Carotin-aufnahme in mg	Carotinausscheidung in mg	
		Hahn Nr. 88	Hahn Nr. 89
1.	0,6	0,21	0,25
2.	0,6	0,20	0,15
3.	0,6	0,19	0,23
4.	0,6	0,42	0,42
5.	0,6	0,40	0,39
6.	0,6	0,39	0,40
7.	0,6	0,53	0,42
8.	0,6	0,45	0,40
9.	0,6	0,51	0,41
10.	0,6	0,52	0,54
11.	0,6	0,48	0,53
Sa.:	6,6	4,30	4,14
Ø pro Tag:	0,6	0,391	0,376
resorb. in mg:		0,209	0,224
resorb. in %:		34,8	37,27
resorbiert im Mittel:		36,04	

Versuch V. Grundfutter + Wicken

Versuchstiere:	Leghornhähne Nr. 88 u. 89
Futter je Tier und Tag:	100 g Grundfutter (Mischung I)
	30 g Wicken
Vorfütterung:	4 Tage
Analysenperiode	für Hahn Nr. 88: 7 Tage
	für Hahn Nr. 89: 9 Tage

In diesem Versuch wurde den Tieren eine größere Carotinmenge verabreicht. Hahn Nr. 88 mußte nach 7 Tagen aus dem Versuch ausscheiden, da er die gereichte Futtermenge nicht mehr quantitativ aufnahm. Die Höhe der täglichen Ration kann dafür wohl kaum ausschlaggebend gewesen sein, da sie im vorhergehenden Versuch noch größer war.

Carotingehalt der Wicken in:

	1000 g	
ursprünglicher Substanz		Trockensubstanz
51,3 mg		58,16 mg

Carotinaufnahme und -ausscheidung siehe Tabelle 10.

Tabelle 10

Versuchstag	Carotin-aufnahme in mg	Carotinausscheidung in mg	
		Hahn Nr. 88	Hahn Nr. 89
1.	1,54	0,57	0,73
2.	1,54	0,57	0,73
3.	1,54	0,64	0,80
4.	1,54	0,78	0,88
5.	1,54	0,72	0,87
6.	1,54	0,81	0,73
7.	1,54	0,83	0,69
8.	1,54	—	0,76
9.	1,54	—	0,71
Sa.:	13,86 (10,78)	4,92	6,90
∅ pro Tag:	1,54	0,703	0,766
resorb. in mg:		0,837	0,774
resorb. in %:		54,35	50,2
resorbiert im Mittel:		52,28	

Versuch VI. Grundfutter + Luzerne

Versuchstier: Leghornhähne Nr. 88 u. 89
Futter je Tier und Tag: 100 g Grundfutter (Mischung I)
20 g Luzerne
Vorfütterung: 4 Tage
Analysenperiode: 10 Tage

Nachdem in den vorhergehenden Versuchen Troblako und Wicken untersucht wurden, sollte noch die Luzerne geprüft werden, die nach Beobachtungen in der Praxis und in wissenschaftlichen Untersuchungen eine besonders günstige Wirkung auf den Gesundheits- und Leistungszustand der Tiere haben soll. Leider stand nur künstlich getrocknete Luzerne von blaß-grüner Farbe und hohem Stengelanteil zur Verfügung.

Die Carotinbestimmung ergab dann auch einen verhältnismäßig niedrigen Gehalt.

1000 g	
ursprünglicher Substanz	Trockensubstanz
10,4 mg	11,9 mg

Carotinaufnahme und -ausscheidung sind in Tabelle 11 angegeben.

Die Resorptionswerte von 87,8 und 94,0% lagen trotz der schlechten Qualität überraschenderweise sehr hoch. Um gleichzeitig den Einfluß der gesteigerten Carotinmenge auf die Resorption aus ein und demselben Futtermittel zu prüfen, wurde ein Versuch mit doppelter Menge der gleichen Luzerne durchgeführt.

Tabelle 11

Versuchstag	Carotinaufnahme in mg	Carotinausscheidung in mg	
		Hahn Nr. 88	Hahn Nr. 89
1.	0,21	0	0
2.	0,21	0	0
3.	0,21	0	0
4.	0,21	0,058	0,019
5.	0,21	0,056	0,017
6.	0,21	0,056	0,018
7.	0,21	0	0
8.	0,21	0	0
9.	0,21	0,043	0,036
10.	0,21	0,044	0,036
Sa.:	2,10	0,257	0,126
∅ pro Tag:	0,21	0,0257	0,0126
resorb. in mg:		0,1843	0,1974
resorb. in %:		87,8	94,0
resorbiert im Mittel:		90,09	

Versuch VII. Grundfutter + Luzerne

Versuchstiere: Leghornhähne Nr. 88 u. 89
Futter je Tier und Tag: 86 g Grundfutter (Mischung I)
40 g Luzerne
Vorfütterung: 5 Tage
Analysenperiode: 10 Tage

Carotinaufnahme und -ausscheidung sind in Tabelle 12 angegeben.

Tabelle 12

Versuchstag	Carotinaufnahme in mg	Carotinausscheidung in mg	
		Hahn Nr. 88	Hahn Nr. 89
1.	0,404	0,014	0,041
2.	0,404	0,018	0,047
3.	0,404	0,018	0,047
4.	0,404	0,029	0,036
5.	0,404	0,033	0,037
6.	0,404	0,032	0,041
7.	0,404	0,017	0,028
8.	0,404	0,026	0,031
9.	0,404	0,023	0,030
10.	0,404	0,026	0,031
Sa.:	4,04	0,236	0,369
∅ pro Tag:	0,404	0,0236	0,0369
resorb. in mg:		0,3804	0,3671
resorb. in %:		94,2	90,9
resorbiert im Mittel:		92,6	

Das Versuchsergebnis zeigt, daß *Luzerne* von allen hier geprüften künstlich getrockneten Futtermitteln die *höchsten Resorptionswerte* erreicht und daß die zugeführte Menge Carotin im Rahmen der hier gegebenen *Carotinmengen keinen Einfluß auf die Resorption* hat.

Betrachtet man die täglichen Carotinausscheidungen in den Versuchen mit künstlich getrockneten Futtermitteln, so fällt ein *Ansteigen der Ausscheidungswerte vom 1. bis etwa zum 6. Analysentag* auf, wo ein Ausscheidungsmaximum erreicht wird*. Diese Tendenz ist bei Hahn Nr. 88 in allen Versuchen klar zu erkennen, während Hahn Nr. 89 lediglich im Versuch Nr. IV ein solches Verhalten zeigt. In den folgenden Versuchen steigt beim Hahn Nr. 89 zwar auch die Ausscheidung von Tag zu Tag um geringere Werte an, doch liegt der Ausscheidungswert der letzten Versuchstage immer mehr oder weniger auf der Höhe des ersten Analysentages. Hingegen scheidet Hahn Nr. 88 am letzten Versuchstag immer bedeutend höhere Carotinmengen aus.

Dieses *unterschiedliche Verhalten der Versuchstiere* kann hier nicht eindeutig erklärt werden. Zweifellos liegt eine der Ursachen in der unterschiedlichen Verweildauer der künstlich getrockneten Futtermittel im Magen-Darmkanal, zumal es sich hier um größere Zulagen handelt, die eine gewisse Umstellung der Verdauungstätigkeit erfordern dürften.

Dieselbe Erklärung dürfte übrigens auch auf die Mehrausscheidung von Carotin in den ersten Analysentagen der Versuche mit den frischen Futtermitteln Anwendung finden. Jedoch war dort das Ausscheidungsmaximum bereits eher erreicht, was darauf hindeutet, daß frische Futtermittel schneller den Magen-Darmkanal passieren und keine wesentliche Umstellung der Verdauungstätigkeit erfordern. Es sei an dieser Stelle auf die Versuche von HABECK hingewiesen [17]. Im weiteren ist auch die Möglichkeit nicht von der Hand zu weisen, daß die Versuchstiere, die immerhin bis zu 3 Wochen vor dem Versuch kein Carotin zugeführt bekamen, einen gewissen „Carotinhunger" hatten und daher das Carotin in den ersten Tagen der Carotinzufuhr besser resorbiert haben.

In diesem Zusammenhang erhebt sich auch die Frage, ob man *Carotin-Resorptionsversuche nach der üblichen Stoffwechselmethodik* durchführen kann und ob die auf diese Weise ermittelten Werte die tatsächlichen Verhältnisse erfassen. Nach den zuletzt besprochenen Beobachtungen scheint die übliche Versuchsmethodik für diesen Zweck wenig geeignet zu sein. Genauer würde man die Carotinresorption ermitteln, wenn man die Carotinausscheidung vom ersten Tage der Zufuhr an im Kot täglich bestimmen würde, und zwar so lange, bis sich die Carotinausscheidung auf einen konstanten Wert eingestellt hat. Dasselbe würde man zweifellos auch durch eine Analysenperiode nach einer genügend langen Vorfütterung (von etwa 2 Wochen) erreichen können.

Da bei Beginn der Arbeit diese Verhältnisse noch nicht bekannt waren, wurde die allgemeine Versuchsmethodik durchgeführt. Im nächsten Versuch soll nun von dieser Versuchsmethodik abgewichen werden.

* Eine ähnliche Beobachtung hat WALD [1] an Ratten gemacht. Seine Versuchstiere erreichten das Ausscheidungsmaximum bereits nach wenigen Tagen.

2. Resorption von reinem β-Carotin

Versuch VIII

Nach Abschluß der Resorptionsversuche von Carotin aus verschiedenen Futtermitteln wurde ein Versuch mit reinem β-Carotin durchgeführt. Die *Versuchsdurchführung* wich wesentlich von der bisherigen ab. Einmal wurden legende Hennen (gegenüber Hähnen in den vorherigen Versuchen) zum Versuch herangezogen, zum anderen gliederte sich der Versuch nicht mehr in eine Vorfütterungs- und Analysenperiode. Die Versuchsdurchführung mußte geändert werden, weil in diesem Versuch der Anteil des zugeführten Carotins ermittelt werden sollte, der nach einer kurzfristigen Carotinzufuhr im Verlauf der folgenden carotinfreien Periode im Kot ausgeschieden wird. Die Hennen wurden vor dem Versuch (7 Wochen) carotinfrei gefüttert, bekamen dann 3 Tage lang Carotin und im Anschluß daran wieder carotinfreie Kost. Der Kot wurde vom ersten Tage der Carotinzufuhr an täglich analysiert und zwar bis zu dem Tage, wo im Kot keine meßbaren Carotinwerte mehr mit Sicherheit nachgewiesen werden konnten.

Für diesen Versuch standen 8 Leghornhennen zur Verfügung. Sie bekamen 2 mal täglich innerhalb von 3 Tagen vor dem Füttern (Grundfutter: Mischung III) 1 mg β-Carotin per os zugeführt, das mit Milchzucker verrieben und in Magermilch suspendiert war. Im Gegensatz zu den vorhergehenden Versuchen wurde der Kot nur auf den Carotingehalt hin analysiert. An 2 Hennen wurde die Carotinausscheidung im Kot gesondert untersucht.

Die Carotinbestimmung war durch den erhöhten Feuchtigkeitsgehalt des Kotes erschwert insofern als das Absaugen durch die Filternutsche nur sehr langsam vor sich ging. Eine Abhilfe konnte dadurch geschaffen werden, daß die Feuchtigkeit des Kotes durch ein Seihtuch abgepreßt wurde. Das Filtrieren bereitete dann keine Schwierigkeiten mehr. Die abgepreßte Flüssigkeit wurde mit Methylalkohol und Petroläther im Scheidetrichter geschüttelt und der dann abgetrennte Petroläther mit dem des Kotes vereinigt. Ferner mußten mit dem Fortschreiten des Versuches immer größere Kotmengen analysiert werden, um den immer kleiner werdenden Carotingehalt noch messen zu können. In den letzten 4 Tagen mußte der gesamte Tageskot (ca. 1500—1800 g) verarbeitet werden.

Die Carotinaufnahme und -ausscheidung von 2 Hennen sind in Tabelle 13 angegeben.

Die Ergebnisse des ganzen Versuches (siehe Tab. 14) sind in mancher Hinsicht recht interessant. So steigen die täglichen Carotinausscheidungen übereinstimmend mit den Erwartungen sowohl bei den gesondert untersuchten (Tab. 13), als auch bei den übrigen Hennen (Tab. 14) im Verlauf der ersten 3 Tage an. Während diese Ausscheidung am ersten und zweiten Tag nicht wesentlich differiert, bringt der 3. Versuchstag ein Ausscheidungsmaximum, das im Durchschnitt um 100% höher liegt als an den vorhergehenden Tagen. Überraschenderweise fällt mit dem Einsetzen der carotinfreien Fütterung die Ausscheidung schlagartig auf wenige Prozente bzw. Bruchteile von Prozenten ab. An sich hätte man erwarten können, daß die Ausscheidung langsam ab-

Tabelle 13

Versuchstag	Carotin-aufnahme pro Tier in mg	Huhn Nr. 56 Carotinausscheidung in mg	in % der täglichen Aufnahme	in % der Gesamt-Aufnahme	Huhn Nr. 61 Carotinausscheidung in mg	in % der täglichen Aufnahme	in % der Gesamt-Aufnahme
1.	2,0	0,2421	12,11	12,11	0,307	15,35	15,35
2.	2,0	0,2344	11,72	11,91	0,2646	13,26	14,29
3.	2,0	0,9126	45,63	23,15	0,4779	23,90	17,49
4.	0	0,0574	2,87	0,96	0,0798	3,99	1,33
5,	0	0	0	0	0	0	0
6.	0	0,0012	0,6	0,02	0	0	0
Sa.:	6,0	1,4477		24,13	1,1293		18,82
resorb. in mg:		4,5523			4,8707		
resorb. in %:			75,87			81,18	
resorbiert im Mittel:				78,53			

Tabelle 14

Versuchstag	Carotin-aufnahme pro 6 Tiere in mg	6 Tiere Carotinausscheidung in mg	in % der täglichen Aufnahme	in % der Gesamt-aufnahme
1.	12,0	1,3717	11,43	11,43
2.	12,0	2,1063	17,55	14,49
3.	12,0	4,0543	33,79	20,92
4.	0	0,0814	0,68	0,22
5.	0	0,0012	0,01	0,003
6.	0	0	0	
7.	0	0,0564	0,35	
8.	0	Spuren	—	
9.	0	0,0047	0,04	
10.	0	0	0	
Sa.:	36,0	7,6760		21,32
resorb. in mg:		28,3240		
resorb. in %:			78,67	
resorbiert im Mittel:			78,60	

klingen würde. Die Ergebnisse erbringen jedoch den klaren Gegenbeweis. Eine begründete Erklärung für diese eigentümliche Erscheinung kann hier nicht gegeben werden. Es sei daher nur die Möglichkeit einer besonders schnellen Resorption von reinem β-Carotin angedeutet. Würde diese Annahme zutreffen, dann müßte man allerdings daraus folgern, daß die Resorption am ersten Versuchstag bedeutend besser war als am dritten.

Praktisch war also in diesem Versuch die Carotinausscheidung mit dem Einstellen der Carotinzufuhr beendet; die in den folgenden Tagen noch gefundenen Ausscheidungswerte fallen nicht ins Gewicht.

Die Resorption von reinem β-Carotin betrug im Mittel 78,60%.

III. Diskussion der Resorptionsergebnisse

Die bei den einzelnen Futtermitteln im Körper verbliebenen Carotinmengen sind in der folgenden Übersicht (Tab. 15) in Prozent der aufgenommenen Menge zusammengestellt. Wie hieraus klar zu ersehen ist, wird beim Huhn das *β-Carotin aus künstlich getrockneten Futtermitteln* bedeutend weniger als aus frischem Material ausgeschieden. Im Mittel beträgt die Resorption von β-Carotin aus künstlich getrockneten Futtermitteln 67,75% gegenüber nur 20,04% im Frischmaterial. Auffallend hoch liegen die Resorptionswerte für Luzerne, bei 90,09% und 92,60%. Es kann hier daher die bereits im Schrifttum erwähnte besonders günstige Ausnutzung der Luzerne bestätigt werden. Die Resorption von *reinem β-Carotin* liegt mit 78,60% erbenfalls sehr hoch und

Tabelle 15

Versuch Nr.	Carotin-futtermittel	Carotingehalt in 1000 g		mg Carotin pro Tier und Tag			
		ursprüngl. Substanz	Trocken-substanz	zugeführt	aus-geschieden	Res.-Koeff.	
						im Mittel	Abweichg.
I	50 g Grünkohl	30,4	196,12	1,516	0,278	18,18	± 2,47
II	50 g Grünkohl	9,9	59,74	0,495	0,042	8,55	± 1,75
III	30 g Möhren	106,7	749,80	3,20	1,07	33,40	± 9,90
IV	30 g Troblako	20,0	24,10	0,60	0,217	36,04	± 1,23
V	30 g Wicken	51,3	58,16	1,54	0,735	52,28	± 2,07
VI	20 g Luzerne	10,4	11,90	0,21	0,186	90,09	± 3,10
VII	40 g Luzerne	10,4	11,90	0,404	0,374	92,60	± 1,60
VIII	reines β-Carotin			2,00	1,573	78,60	± 0,07

wird nur von der Luzerne übertroffen. Die Abweichung vom Mittelwert innerhalb der einzelnen Versuche ist mit Ausnahme des Versuches mit Möhren gering und beweist, daß den gefundenen Werten keine zufälligen Fehler anhaften. Es muß daher angenommen werden, daß der physikalische Zustand des Futtermittels (ob frisch oder künstlich getrocknet) einen Einfluß auf die Carotinresorption ausübt. So wurden z. B. in den Versuchen I und V annähernd gleiche Carotinmengen aus frischem und künstlich getrocknetem Material gereicht; die Resorption dagegen lag für das Erstere bei 18,18% und für das Letztere bei 52,28%. Auf Grund der in dieser Arbeit durchgeführten Versuche kann diese Tatsache noch nicht stichhaltig erklärt werden. Dies Ergebnis darf jedoch aller Wahrscheinlichkeit nach mit der unterschiedlichen Verweildauer im Magendarmkanal erklärt werden, insofern als die frischen Futtermittel diesen schneller passieren und damit eine geringere Einwirkungszeit zur Verfügung steht (vgl. die Versuche von HABECK [17]). Für diese Erklärung spricht auch die besonders gute Resorption des reinen β-Carotins, das direkt, ohne besondere Aufschließung, resorbiert werden kann. Abschließend sei hierzu noch bemerkt, daß der Zerkleinerungsgrad als Erklärung für dieses Ergebnis nicht in Frage kommt, da einmal das Material in allen Versuchen in feinst zerkleinerter Form verfüttert wurde, zum anderen der Muskelmagen des Huhnes die Fähigkeit hat, härteres Material fein zu zermahlen [28, 29].

Die Übersicht zeigt ferner, daß nicht nur zwischen beiden Gruppen (der frischen und der künstlich getrockneten Futtermittel) ein Unterschied in der Resorption des Carotins besteht, sondern daß dieses auch aus den einzelnen Futtermitteln innerhalb dieser Gruppen verschieden resorbiert wurde. Es sollen daher im folgenden die Ergebnisse einer eingehenden Betrachtung unterzogen werden, um eventuelle *weitere Einflußfaktoren* zu finden.

So könnte man zunächst vermuten, daß der Carotingehalt der Futtermittel und die täglich gereichte *Carotinmenge* nicht ohne Einfluß auf die Resorptionshöhe sind.

Aus der Übersicht geht jedoch hervor, daß zwischen den Resorptionswerten einerseits und dem *Carotingehalt der Futtermittel* sowie den pro Tier und Tag gegebenen *Carotinmengen* andererseits keine eindeutigen Beziehungen bestehen. Wenn man die Versuche mit frischen und getrockneten Futtermitteln getrennt betrachtet und dabei die Luzerneversuche ausschaltet, würde sich allerdings eine gewisse Abhängigkeit der Resorption vom Carotingehalt der Futtermittel ableiten lassen. So wurden im 1. und 2. Versuch jeweils 50 g Grünkohl mit annähernd der gleichen Trockensubstanz verabreicht; dennoch war die Resorption unterschiedlich, nämlich bei höherem Carotingehalt besser. Hier scheint der Carotingehalt des Futtermittels einen Einfluß auf die Resorption gehabt zu haben. Es muß jedoch bemerkt werden, daß diese Grünkohlversuche nicht mit den gleichen Tieren durchgeführt worden sind. Insofern kann auch eine eventuelle Individualität der Versuchstiere dabei eine Rolle gespielt haben, deren Einfluß jedoch geringer sein dürfte als der des Unterschiedes im Carotingehalt, weil die Abweichung vom mittleren Verdauungskoeffizienten in beiden Fällen im physiologischen Schwankungsbereich blieb. In den Versuchen IV und V, die mit den gleichen Tieren durchgeführt wurden, ist ebenfalls eine Parallelität deutlich zu erkennen. Es würde aber zu weit führen, auf Grund dieser Beobachtung, die nicht für alle Versuche zutrifft, die Folgerung zu ziehen, daß der Größe des Carotingehalts der Futtermittel ein Einfluß auf die Resorptionshöhe beizumessen ist. (In der Literatur konnten zu diesen Fragen keine Angaben ermittelt werden.)

Hinsichtlich der pro Tag verfütterten *Carotinmenge* haben die bereits näher besprochenen Luzerneversuche den Beweis erbracht, daß sie ohne Einfluß auf die Resorptionshöhe ist. Ferner zeigt die Übersicht auch in den übrigen Versuchen keine Beziehung in dieser Hinsicht.

Zur Frage der Abhängigkeit der im Körper verbliebenen Carotinmenge vom Bedarf soll an dieser Stelle kurz auf den *Carotinbedarf* und die in den Versuchen täglich verfütterten Carotinmengen eingegangen werden. In der nachstehenden Tabelle 16 wird eine kurze Zusammenstellung der Bedarfsangaben aus der Literatur gegeben. In den meisten Fällen mußte der Bedarf, der in IE angegeben war, auf mg umgerechnet werden, um eine direkte Vergleichsbasis zu schaffen (1 IE Vitamin A = 0,6 γ β-Carotin).

Die in dieser Tabelle zusammengestellten Werte beziehen sich alle auf Legehennen; die Angaben enthalten also den Bedarf für Erhaltung und Produktion. Da in den hier beschriebenen Versuchen, mit Ausnahme des letzten, Hähne verwendet wurden, die in keiner Produktion gestanden haben (wäh-

Tabelle 16. *Carotinbedarf je 100 g Futter in mg*

TAYLOR [42]	0,26	Minimum
FERGUSON [13]	0,50	"
RÖMER [34]	0,16	Optimum
GRASHUIS [16]	0,42—0,45	"
TAYLOR [42]	0,44	"
FANGAUF [12]	0,44	"
RÖMER [34]	0,60	für Zuchthennen
SJOLLEMA [10]	0,60—0,70	Optimum

rend der Mauser wurden keine Versuche durchgeführt), dürften die Angaben den hier vorliegenden Erhaltungsbedarf bei weitem überschreiten.

Vergleicht man die in diesen Versuchen verfütterten Carotinmengen mit dem Bedarf, so ergibt sich die Feststellung, daß nur in 4 Versuchen die verabfolgten Carotinmengen dem Bedarf angeglichen waren, während er in den übrigen Versuchen um das Mehrfache überschritten wurde. Untersucht man nun die Resorption vom Standpunkt des Bedarfes und der hier vorliegenden Überdosierung, so kommt man zu dem Schluß, daß die *„Resorption" auch vom Bedarf unabhängig* verläuft. So wurden im Versuch III mit der höchsten Carotingabe von 3,2 mg pro Tier und Tag 33,4% resorbiert, während im Versuch II mit 0,495 mg nur 8,55% verdaut wurden. Die höchste absolute Resorption erfolgte mit 1,573 mg bei einer Zufuhr von 2,0 mg im Versuch mit reinem β-Carotin.

Um festzustellen, ob eine Beziehung zwischen der Carotinresorption und der *Verdaulichkeit der Nährstoffe* der gesamten Futterration bzw. der der Zulage besteht, wurden Berechnungen in allen Einzelheiten durchgeführt. Hier sei nur eine Zusammenstellung der erhaltenen „Verdauungskoeffizienten" gegeben (Tab. 17). Aus dieser Tabelle ist zu ersehen, daß die Verdauungskoeffizienten für Eiweiß, Fett, Rohfaser, N-fr. E. und org. Substanz in der Gesamtration *in keinem deutlichen Zusammenhang zu der Carotinresorption* stehen.

Zum Schluß dieser Erörterungen sollen noch die pro Tier und Tag gereichten *Nährstoffmengen* untersucht werden. In Tabelle 18 ist eine entsprechende Gegenüberstellung der Werte errechnet.

Danach besteht kein Zusammenhang zwischen der Carotinresorption und den pro Tag verfütterten Nährstoffmengen an Eiweiß, Fett, N-fr. Extr.St. und organischer Substanz. Für die Rohfaser ergibt sich die überraschende Feststellung, daß in den vorliegenden Versuchen mit *zunehmender Rohfasermenge* in der Ration die *Carotinresorption ansteigt.* Dies trifft besonders für die Rohfasermengen in den Zulagen zu.

Daher erscheint es unumgänglich, hier noch den Prozentgehalt an Rohfaser in den Carotinträgern näher zu betrachten.

Die Gegenüberstellung der entsprechenden Werte in der Tabelle 19 zeigt ein fast gleichmäßiges Ansteigen der Carotinresorption mit der Zunahme des Rohfasergehaltes, wobei jedoch die Möhren eine Ausnahme bilden. Diese Feststellung überrascht um so mehr, als das Huhn die Rohfaser sehr schlecht verdaut. Dennoch muß aus diesem Zahlenmaterial die Folgerung gezogen

Tabelle 17

Carotinresorption und Verdaulichkeit der Nährstoffe

Versuch Nr.	Carotinfuttermittel	Carotin				Resorptionskoeffizienten									
		pro Tag mg	Resorptionskoeff.			in der Gesamtration					in den Carotinträgern				
					Mittel	Eiweiß	Fett	Rohfaser	N-fr. E.	org. S.	Eiweiß	Fett	Rohfaser	N-fr. E.	org. S.
I	50 g Grünkohl	1,516	20,64	15,7	18,18	77,74	63,36	—	77,84	68,44	—	—	—	—	—
			18,2												
II	50 g Grünkohl	0,495	10,3	6,8	8,55	78,79	58,96	—	35,61	34,31	73,82	—	18,75	—	15,6
III	30 g Möhren	3,20	23,5	43,3	33,40	77,13	76,32	—	80,10	71,23	—	—	—	—	—
IV	30 g Troblako	0,60	34,80	37,27	36,04	70,47	60,55	—	43,95	39,11	16,97	—	29,20	62,62	51,79
V	30 g Wicken	1,54	54,35	50,2	52,28	79,79	75,65	—	37,19	35,67	40,68	69,23	—	27,59	34,38
VI	20 g Luzerne	0,21	87,8	94,0	90,09	71,61	73,31	10,1	35,67	33,10	34,35	52,31	44,07	8.91	18,52
VII	40 g Luzerne	0,404	94,2	90,9	92,6	71,91	69,45	6,2	36,18	34,36	56,18	54,14	16,67	27,30	30,93

Tabelle 18. *Gegenüberstellung der Carotinresorption und des absoluten Nährstoffgehaltes der Futterration .*

Vers. Nr.	Carotin-futtermittel	Res.-Koeff.		abs. Nährstoffgehalt in g					
				Tr.-Subst.	Eiweiß	Fett	Roh-faser	N-fr. E.	org. Subst.
I	Grünkohl	18,18	Gesamtration	85,50	16,85	2,42	4,40	45,32	79,12
			Carotinzulage	7,75	3,14	0,39	0,85	2,37	6,76
II	Grünkohl	8,55	Gesamtration	69,17	16,15	3,18	11,46	53,29	84,09
			Carotinzulage	8,29	2,75	0,46	0,64	3,65	7,50
III	Möhren	33,40	Gesamtration	81,89	14,10	2,09	3,87	55,95	76,14
			Carotinzulage	4,27	0,40	0,06	0,33	3,11	3,91
IV	Troblako	36,04	Gesamtration	128,39	18,30	3,60	15,66	74,55	112,09
			Carotinzulage	24,29	2,71	0,40	2,91	15,81	21,82
V	Wicken	52,28	Gesamtration	113,78	20,81	3,86	14,20	58,04	98,92
			Carotinzulage	26,46	7,67	1,17	3,40	8,48	22,72
VI	Luzerne	90,09	Gesamtration	105,77	16,27	3,39	16,84	56,10	91,60
			Carotinzulage	17,35	2,94	0,65	5,90	5,95	15,40
VII	Luzerne	92,60	Gesamtration	109,87	18,08	3,60	20,99	53,17	95,97
			Carotinzulage	35,79	6,07	1,33	12,13	12,27	31,85

Tabelle 19. *Gegenüberstellung der Carotinresorptionskoeffizienten und des Rohfasergehaltes im Carotinfuttermittel*

Versuch Nr.	Resorptionskoeffizient Carotin im Mittel %	Rohfaser in 100 g urspr. Substanz %
I	18,18	1,71
II	8,55	1,29
III	33,40	1,09
IV	36,04	9,69
V	52,28	17,98
VI	90,09	29,51
VII	92,60	29,51

werden, daß, entgegen der in der Literatur geäußerten Anschauung, der Rohfasergehalt keinen ungünstigen Einfluß auf die Carotinresorption ausübt. Vielmehr scheint nach diesen Versuchen die *Carotinresorption mit Zunahme des Rohfasergehaltes* im Carotinfuttermittel anzusteigen. Eine Nachprüfung dieser Frage ist noch notwendig.

Die allgemeinen Ergebnisse der Carotinresorptionsversuche werden am Schlusse der Arbeit kurz zusammengefaßt.

C. Versuche zum Carotinübergang in das Ei

Nach dem heutigen Stande unseres Wissens kommen nur Carotinüberschüsse oder kleine Anteile des aufgenommenen Carotins als unveränderter Farbstoff im Ei zur Ablagerung, während der überwiegende Teil in Vitamin-A umgewandelt und deponiert wird [33]. Es ist bislang nichts darüber bekannt, ob β-Carotin notwendigerweise im Eidotter enthalten sein muß, d. h. ob ihm für die embryonale Entwicklung des Kükens und seine ersten Lebenstage eine spezifische Funktion zukommt. Da das Küken bereits in den ersten Lebenstagen Carotin aufnehmen kann, wäre ein Carotingehalt im Eidotter aus diesem Grunde nicht notwendig. So haben Eieranalysen von GRASHUIS und DE MAN [14] auch ergeben, daß der Carotingehalt der Eier in weiten Grenzen schwanken kann. Diese Forscher fanden Werte von 30 γ über 20 γ und 10 γ bis „beinahe nichts" pro 1 Dotter. GUILLAM und HEILBRON geben den Carotingehalt je 100 g Eigelb mit nur 15 γ und 20 γ an. In Versuchen von HARMS stellte es sich weiter heraus, daß zwischen dem Carotin- und Vitamin-A-Gehalt im Ei kein konstantes Verhältnis besteht. So erhöhen nach HARMS tierische Futtermittel mit hohem Vitamin-A-Gehalt in erster Linie den Vitamin-A-Gehalt der Eier, während die Aufnahme carotinreicher Pflanzen zu einer Erhöhung des Carotins im Eigelb führt. Auch die Form der Carotinzulage hat sich nach einem neuen amerikanischen Versuch [44] als entscheidender Faktor für den Übergang in das Ei erwiesen. Danach wirkt Carotin in Luzerneform bedeutend günstiger in dieser Hinsicht als reines β-Carotin in Ölform.

In diesem Zusammenhang erhebt sich die Frage, wie der Carotingehalt des Eidotters von der aufgenommenen *Carotin m e n g e* beeinflußt wird und wie sich eine *verschieden lange Carotinzufuhr* bei nachfolgender carotinfreier Fütterung auf den Carotingehalt der Eier auswirkt.

I. Versuchsanordnung

Zur Klärung dieser Frage wurden 5 Versuche mit legenden Hennen durchgeführt. Die Versuchsanordnung war folgende: Auf eine carotinfreie Vorfütterungsperiode folgte die Carotinzulage von jeweils verschiedener Dauer, an die sich wieder eine carotinfreie Nachperiode anschloß. Ein Versuch wurde erst dann als beendet angesehen, wenn in den Eiern kein Carotin bzw. nur noch Spuren desselben nachgewiesen werden konnten. In der Periode der Carotinzulagen wurden diese sowohl hinsichtlich der Menge wie auch der Form unterschiedlich gefüttert, um gleichzeitig auch die Wirkung der verschiedenen Carotin-Futtermittel mit zu erfassen. Analog zu den Resorptionsversuchen wurden auch hier frische und künstlich getrocknete Futtermittel sowie reines β-Carotin geprüft. Um die Versuche mit einem größeren Tiermaterial durchführen zu können, wurde auf die Durchführung ganzer Stoffwechselversuche verzichtet. Die Carotinbestimmung wurde daher nur im Carotinträger und in den Eiern vorgenommen. In der nachfolgenden Übersicht (Tab. 20) sind alle Einzelheiten der 5 Versuche zusammengestellt.

Wie aus dieser Übersicht zu ersehen ist, wurden die Versuche Nr. I, II und III mit den gleichen Tieren durchgeführt, während in den Versuchen IV und V andere Tiere gestanden haben, da die einzelnen Versuche teilweise parallel durchgeführt wurden. Die Dauer der Vorfütterungsperiode mußte im Versuch Nr. II von 2 auf 5 Wochen erhöht werden, da sich eine 2 wöchige Vorfütterung als zu kurz erwies. In den übrigen Versuchen wurde, um sicher zu gehen, die Vorfütterung sogar auf 7 Wochen verlängert. Die Dauer der Carotinzulageperioden umfaßte die Zeitspanne von 2—24 Tagen, im Auslauf-

Tabelle 20

Vers. Nr.	Anzahl der Versuchs-tiere/Gruppe	Dauer der Vorfütterung in Wochen	Grund-futter-mischung	Carotinperiode		
				Dauer in Tagen	Futtermittel in g pro Tier und Tag	Carotin in mg pro Tier u. Tag
I	10/A	2	I	4	32,5 g Klee, frisch	1,34
II	10/A	5	I	2	35,0 g Kleesaft	0,57
III	10/A	7	I	19	20 g Wicken künstl.	2,93
				5	40 g „ getr.	6,03
IV	19/B	—	I	120	Auslauf, Gras	—
V	8/C	7	II	3	reines β-Carotin	2,00

versuch sogar 4 Monate. Als Carotinfuttermittel wurden frischer Klee und Kleesaft, künstlich getrocknete Wicken sowie reines β-Carotin eingesetzt. Im Versuch Nr. IV diente Grasauslauf als Carotinlieferant, wobei die Carotinaufnahme der Tiere naturgemäß nicht angegeben werden kann.

Futtermischungen und Carotingehalt der Zulagen

Die Zusammensetzung der carotinfreien Futtermischungen war folgende:

Grundfuttermischung I:

Körnermischung:	Weichfuttermischung:	in der Eiweißmischung:
50% Milokorn	40% Eiweißmischung	25% Dorschmehl
25% Gerste	18% Kartoffelwalzmehl	30% Molkenfischmehl
25% Hafer	30% Weizenkleie	20% Trockenhefe
	10% Gerste	23% Sojaschrot
	2% Molkenkalk	2% Garnelen

Grundfuttermischung II:

	in der Eiweißmischung:
20% Eiweißmischung	30% Trockenhefe
30% Kartoffelwalzmehl	10% Magermilchpulver
50% Haferflocken	55% Molkenfischmehl
	5% Vitakalk

Die Carotinbestimmung in den Carotinfuttermitteln ergab folgende Werte:

	in 1000 g urspr. Substanz
Klee, frisch	38,7 mg
Kleesaft	16,6 mg
Wicken, künstlich getrocknet	147,9 mg

Als *Versuchstiere* dienten institutseigene weiße Leghornhennen, die ca. 1 Jahr alt waren und bereits seit mehreren Monaten in der Produktion standen. Mit Beginn der Vorfütterungsperiode wurden die Hennen in einem kleinen Versuchsstall gehalten, von wo aus sie Zugang zu einem Auslauf in einer Volière hatten. Das Futter wurde ihnen in besonders für diesen Zweck konstruierten Futtergefäßen verabreicht, die eine quantitative Futteraufnahme ermöglichten. Eine genaue Beschreibung dieser Futtergefäße ist bereits in der Dissertation von MOSLENER [31] erfolgt. In den Carotinzulage-Perioden wurden die Carotinfuttermittel ähnlich wie in den Resorptionsversuchen zur besseren Aufnahme fein gewahlen bzw. zerkleinert und mit dem Weichfutter in feuchtkrümeliger Form verabreicht.

Die Carotinbestimmung in den Frischfuttermitteln wurde täglich ausgeführt, in den künstlich getrockneten dagegen nur beim Abwiegen der Tagesrationen.

Um eine Kontrolle über die Legeleistung der einzelnen Tiere zu haben, wurden in den Volièren Fallnester aufgestellt. Die Eier wurden gesammelt und auf den Carotingehalt hin analysiert. In welchen Zeitabständen die Eieranalysen ausgeführt wurden, hing einmal vom Carotingehalt der Eier, zum anderen von der Legeleistung ab, da bei niedrigem Carotingehalt mehr Eier zur Analyse erforderlich waren.

II. Die Versuche

Versuch I

4 tägige Carotinzulage in Form von frischem Klee

Nach Auslaufentzug wurden 10 Hühner 2 Wochen lang carotinfrei vorgefüttert. Die Carotinzulage sollte in Form von frischer Luzerne erfolgen. Da diese jedoch von den Tieren nicht gern aufgenommen wurde, mußte zu frischem Klee übergegangen werden.

Vor und nach der Carotinperiode wurden täglich pro Tier 50 g Weichfutter und 50 g Körner gefüttert. Während der 4 tägigen Carotinzufuhr wurden folgende Futtermengen je Tier und Tag verabfolgt:

1. Tag	50 g Weichfutter	— Körner	25 g Luzerne	25 g Klee
2. Tag	50 g „	50 g „	— —	10 g „
3. Tag	50 g „	50 g „	— —	30 g „
4. Tag	50 g „	50 g „	— —	40 g „

Der Carotingehalt im Grünfutter wurde täglich bestimmt und ergab folgende Werte:

	in 1000 g urspr. Substanz
1. Tag	59,7 mg
2. Tag	35,6 mg
3. Tag	36,8 mg
4. Tag	23,0 mg

Die Gruppe erhielt somit am

1. Tag	29,85 mg Carotin	= 2,985 mg	pro Tier
2. Tag	3,56 mg „	= 0,356 mg	„ „
3. Tag	11,04 mg „	= 1,104 mg	„ „
4. Tag	9,20 mg „	= 0,920 mg	„ „
in 4 Tagen	53,65 mg Carotin	= 5,365 mg	pro Tier
		= 1,341 mg	im Durchschn. pro Tier u. Tag

Alle bis zum 18. Versuchstag angefallenen Eier wurden täglich bzw. jeden 2. Tag analysiert. Die nächsten Eier wurden erst vom 25. und 26. Versuchstage zur Analyse gesammelt, um festzustellen, ob der Carotingehalt noch weiterhin abnahm. In den vom 35. und 36. Versuchstag stammenden Eiern konnten nur noch Spuren von β-Carotin nachgewiesen werden. Damit wurde der Versuch als beendet angesehen.

Die Ergebnisse des Versuches sind in der Tabelle 21 zusammengefaßt.

Da auch in den folgenden Versuchen die Ergebnisse jeweils nach diesem Schema zusammengestellt werden, soll hier zunächst die Tabelle kurz erläutert werden. In der Spalte der Versuchstage werden die Tage der Analysenperiode angegeben, und zwar immer vom Beginn einer Vor-, Carotin- oder Nachperiode an gerechnet. Bei den Eierangaben wird laufend neben der untersuchten auch die Zahl der gelegten Eier angegeben. Die Carotinzufuhr ist in γ pro Tag und Gruppe angegeben, da auch die Eier der ganzen Gruppe zusammen analysiert wurden. Der Carotingehalt der Eier ist einmal in γ pro 100 g Dotter und in γ pro 1 Dotter angegeben, zum anderen als absoluter Wert bezogen auf das Gesamtdottergewicht. Mit Hilfe dieser Angaben kann sowohl die täglich ausgeschiedene Carotinmenge als auch der relative Gehalt im Verlauf des Versuches verglichen werden.

Tabelle 21

Analysenperiode in Tagen	Zahl der Eier		Carotinzufuhr	Gesamtdottergewicht	Carotingehalt der Eier		
	untersucht	gelegt	γ	g	in 100 g Dotter γ	in den ges. Dottern γ	pro Dotter γ
	4	4	Vorperiode	67,5	28,44	19,20	4,80
	6	6	„	100,0	21,0	21,0	3,50
1.	5	5	29 850	86,3	22,7	19,59	3,91
2.	3	3	3 560	54,8	30,31	16,61	5,53
3.	5	5	11 040	82,5	24,83	20,48	4,1
4.	8	8	9 200	131,4	16,12	21,18	2,65
1.—2.	7	7	Nachperiode	112,3	23,59	26,49	3,78
3.	4	4	„	67,3	51,07	34,37	8,60
4.	3	3	„	48,5	43,72	21,2	7,07
5.	4	4	„	70,6	27,33	19,29	4,89
6.—7.	3	3	„	49,5	23,23	11,5	3,83
8.	5	5	„	85,5	5,0	4,28	0,86
9.—10.	11	11	„	185,1	9,9	18,32	1,67
11.—12.	11	11	„	192,0	8,65	16,61	1,51
13.—14.	11	11	„	178,0	10,52	18,73	1,70
21.—22.	9	9	„	170,0	7,89	13,41	2,52
23.—24.	11	11	„	203,0	3,06	6,21	0,56
25.—26.	12	12	„	221,0	4,11	9,08	0,76
31.—32.	11	11	„	201,0	Spuren	Spuren	

Der Verlauf der Analysenwerte je 100 g Eidotter (Tab. 21) zeigt eindeutig, daß die Carotinzulage in Form von frischem Klee den Carotingehalt der Eier für eine kurze Zeit nach der Carotinzufuhr gesteigert hat. Danach fallen aber die Werte sehr schnell und sinken weit unter den Stand der letzten Vorfütterungstage. Es muß daraus geschlossen werden, daß die carotinfreie Vorfütterungsperiode zu kurz bemessen war bzw. die Wirkung des Auslaufs auf den Carotingehalt der Eier länger anhält, als die einer 4 tägigen Kleezulage.

Ferner muß hier erwähnt werden, daß die *Eierproduktion trotz der carotinfreien Fütterung nicht nachgelassen* hat, obwohl die Eier nur noch Spuren von Carotin enthalten haben. Die Carotinreserve reichte demnach noch zur Eibildung aus.

Versuch II

2 tägige Carotinzulage in Form von Kleesaft

Dieser Versuch schloß sich unmittelbar an den vorhergehenden an. Die carotinfreie Nachperiode des 1. Versuches war also gleichzeitig die Vorfütterungsperiode für diesen Versuch. Sie umfaßte 5 Wochen. Geprüft wurde an den gleichen Tieren die Wirkung einer 2 tägigen Kleesaftzulage zum Grundfutter. Der aus frischem Klee gewonnene Saft wurde am 1. Versuchstag mit dem Weichfutter vermengt, am 2. dagegen den Tieren per os mittels einer Schlundsonde verabfolgt. Danach erhielten die Tiere bis zum Versuchsende das übliche carotinfreie Grundfutter.

Kurz nach Beginn des Versuches (etwa am 3. Tag) setzte die Mauser ein. Gleichzeitig nahm die Eierproduktion stark ab, so daß sich dieser Versuch über 73 Tage hinzog, weil zu wenig Eier zur Analyse anfielen.

Carotingehalt im Kleesaft:

	in 1000 g urspr. Substanz
1. Tag	18,5 mg
2. Tag	14,65 mg

Zugeführte Carotinmenge an 9 Hühner:

1. Tag	5,66 mg	=	0,63 mg pro Tier
2. Tag	4,60 mg	=	0,51 mg pro Tier
in 2 Tagen	10,26 mg	=	1,14 mg pro Tier.

Im Durchschnitt pro Tier und Tag = 0,57 mg Carotin.

Die Ergebnisse dieses Versuches sind in der nächsten Tabelle 22 zusammengefaßt.

Danach konnte auch der Kleesaft den Carotingehalt der Eier erhöhen, allerdings nicht in dem Maße wie frischer Klee.

Die Mauser dauerte, offenbar infolge der carotinfreien Fütterung, fast doppelt so lange als normal.

Tabelle 22

Analysen-periode in Tagen	Zahl der Eier		Carotin-zufuhr	Gesamt-dotter-gewicht	Carotingehalt der Eier		
	unter-sucht	gelegt	γ	g	in 100 g Dotter γ	in den ges. Dottern γ	pro Dotter γ
1.–2.	10	10	10 260,0	171,2	1,7	2,9	0,29
1.–2.	8	8	Nachperiode	149,5	8,49	12,69	1,59
3.–4.	3	3	„	56,0	8,09	4,53	1,51
5.–10.	5	5	„	95,0	5,12	4,86	0,97
11.–25.	10	10	„	197,3	1,12	2,21	0,22
26.–55.	12	12	„	235,0	0,94	2,21	0,17
56.–71.	8	8	„	163,5	Spuren	Spuren	

Versuch III

24 tägige Carotinzulage in Form von künstl. getr. Wicken

In diesem Versuch (10 Hühner) wurde die Carotinzulageperiode verlängert und die frischen Futtermittel durch künstlich getrocknete ersetzt. Die Vorfütterung wurde gleichzeitig von 5 auf 7 Wochen erweitert, da in den Eiern der 4. Vorfütterungswoche noch 5,9 γ Carotin je 100 g Eidotter gefunden wurden. Leider ist die Carotinanalyse von den Eiern der letzten Vorfütterungstage verunglückt. Doch darf auf Grund der anderen Versuche mit Sicherheit angenommen werden, daß nach 7 wöchiger carotinfreier Vorfütterung der Carotingehalt praktisch = 0 war.

Die Carotinperiode setzte sich in diesem Versuch aus 2 Unterperioden zusammen. In der 1. wurden 19 Tage lang 20 g Wicken pro Tier und Tag gefüttert, in der 2., die nur 5 Tage dauerte und sich unmittelbar an die 1. anschloß, wurde die doppelte Menge gegeben, um innerhalb eines Versuches den Einfluß einer verschieden großen Menge desselben Carotinträgers zu untersuchen.

Die künstlich getrockneten Wicken wurden auf einer Schlagmühle zerkleinert und mit Hilfe eines feinen Siebes von gröberen Teilchen getrennt. Das Wickmehl wurde während der ganzen Carotinperiode 3 mal gewonnen, in Tagesmengen eingewogen und in Papiertüten kühl gelagert.

Der Carotingehalt der Wicken betrug:

	in 1000 g urspr. Substanz
1.—13. Tag	127,5 mg
14.—19. Tag	165,6 mg
20.—24. Tag	150,8 mg

Verfütterte Carotinmenge an 10 Hühner:

Tag	mg Carotin pro Gruppe u. Tag	mg Carotin pro Tier u. Tag	mg Carotin pro Tier insges.
1.—13.	25,50	2,55	33,15
14.—19.	33,10	3,31	19,86
in 19 Tagen	58,60	5,86	53,01
Im Durchschnitt der 1. Unterperiode also pro Tier u. Tag 2,79 mg			
20.—24.	60,20	6,02	30,10
Im Durchschnitt der 2. Unterperiode also pro Tier u. Tag 6,02 mg.			

In der Tabelle 23 zeigt der Verlauf der Eieranalysen sehr deutlich die Wirkung der Wickenzulagen. So steigen die β-Carotinwerte von 3,23 γ je 100 g Dotter am 1. und 2. Tag auf den höchsten Wert von 39,0 γ am 17. Tage an. Dagegen wirkt sich die Verdoppelung der Carotinzufuhr nicht mehr so stark aus. Ferner wurde in diesem Versuch der Einfluß der Wickenzulage auf die Dotterfarbe untersucht. Die Eidotter waren zu Beginn des Versuches blaßgelb; am 4. Tage der Carotinzulageperiode konnte eine Zunahme der Dotterfarbe festgestellt werden. Am 6. Tage waren die Dotter bereits stark gelb gefärbt. Ein Nachlassen der Gelbfärbung setzte am 5. Tag nach der letzten Carotinzufuhr ein. Sowohl die Zunahme wie auch die Abnahme der Dotterfarbe war nicht bei allen Tieren gleichmäßig, was darauf hindeutet, daß die Tiere individuelle Unterschiede aufweisen.

Tabelle 23

Analysen-periode in Tagen	Zahl der Eier: unter-sucht	Zahl der Eier: gelegt	Carotin-zufuhr γ	Gesamt-dotter-gewicht g	Carotingehalt der Eier: in 100 g Dotter γ	Carotingehalt der Eier: in den ges. Dottern γ	Carotingehalt der Eier: pro Dotter γ
1.–2.	10	10		172,5	3,23	5,57	0,56
3.–5.	10	10		182,8	—	—	—
5.–8.	10	10	331 500,0	173,8	18,80	32,7	3,27
9.–11.	10	10		182,5	7,83	14,3	1,43
11.–14.	10	10		176,3	7,10	12,5	1,25
14.–15.	10	10		178,0	25,60	45,6	4,56
16.–18.	12	12	198 720,0	203,5	39,0	79,4	6,61
18.–19.	12	12		214,3	30,0	64,29	5,36
20.–24.	30	30	301 600,0	556,0	28,2	160,0	5,23
1.–7.	30	30	Nachperiode	508,0	33,0	165,0	5,59
7.–12.	30	30	„	519,0	9,6	49,8	1,66
12.–16.	30	30	„	534,0	2,1	11,0	0,37
17.–24.	37	37	„	657,0	1,2	7,9	0,21
24.–31.	36	36	„	636,0	0,85	5,4	0,15

Versuch IV

Vier Monate lange Carotinaufnahme in Form von Grasauslauf

Im Gegensatz zu den vorhergehenden Versuchen begann dieser Versuch nicht mit einer carotinfreien Vorfütterung, sondern erst mit dem Zeitpunkt des Auslaufentzuges, d. h. also mit der carotinfreien Nachperiode. Nachdem 19 Hennen neben dem carotinfreien Grundfutter 4 Monate lang freien Zugang zum Grasauslauf gehabt haben, wurden sie in Volièren gehalten und bekamen nur noch carotinfreies Grundfutter.

Vom ersten Tage des Auslaufentzuges an wurden die Eier gesammelt und in bestimmten Zeitabständen analysiert. In diesem Versuch sollte der Einfluß einer besonders langen Carotinperiode auf die Höhe des Carotingehaltes und die Dauer der Carotinausscheidung im Ei untersucht werden.

Leider setzte im Verlauf des Versuches die Mauser ein, die sich über 3 Monate hinzog. Gleichzeitig nahm auch die Legeleistung immer mehr ab, so daß schließlich nach etwa 3 Monaten von den 19 Hühnern nur noch eine Eier legte. Die Tiere zeigten ein krankhaftes Aussehen, ihre Schnäbel und Beine waren weiß, die Kammfarbe hellte sich zusehends auf. Am 10. Versuchstage wurde ein Huhn tot aufgefunden. Der Sektiosnbefund ergab einen weißen Belag auf dem Herzen und der Leber, beides typische Zeichen für Hühnergicht, die nach Angaben von GRASHUIS und DE MAN durch Vitamin-A-Mangel hervorgerufen wird.

Die Eieranalyse (Tab. 24) ergab einen bedeutend höheren Carotingehalt bei Beginn der carotinfreien Nachfütterungsperiode als in den vorhergehenden Versuchen. Es muß daraus geschlossen werden, daß entweder die lange Carotinperiode oder aber die Carotinform — Grasauslauf — den Carotingehalt der Eier stärker erhöhte als die bislang geprüften Carotinträger. Dagegen kann auch die lange Carotinperiode das Absinken des Carotingehaltes in den Eiern über einen längeren Zeitraum hin nicht verhindern. So fällt der Carotingehalt bereits innerhalb einer Woche um mehr als den halben Ausgangs-

Tabelle 24

Analysen-periode in Tagen	Zahl der Eier		Gesamt-dotter-gewicht	Carotingehalt der Eier		
	unter-sucht	gelegt	g	in 100 g Dotter γ	in den ges. Dottern γ	pro Dotter γ
1.	5	11	88,0	75,66	66,58	13,32
7.	5	18	89,0	32,69	29,09	5,82
11.	5	15	92,5	9,88	9,14	1,83
14.	7	18	127,0	9,81	11,19	1,79
17.	5	14	88,0	12,58	11,07	2,21
21.	7	11	130,0	2,93	3,81	0,54
24.	8	12	139,0	3,06	4,25	0,53
28.	7	12	127,0	Spuren	Spuren	Spuren
34.—41.	30	30	597,7	0,37	2,21	0,07

wert und kann nach 4 Wochen nur noch in Spuren nachgewiesen werden. Daß die Analyse der Eier vom 34.—41. Versuchstage noch einen meßbaren Wert ergab, hat seinen Grund darin, daß diese Analyse mit 30 Eiern durchgeführt wurde, während in den vorhergehenden Analysen durchschnittlich 6—7 Eier benutzt wurden.

Versuch V

3 tägige Carotinzulage in Form von reinem β-Carotin

Nachdem in den vorhergehenden Versuchen der Übergang von Carotin aus verschiedenen Futtermitteln in das Ei untersucht worden war, wurde in diesem Versuch reines β-Carotin geprüft. Der Versuch wurde mit 8 Leghornhennen durchgeführt, die an drei hintereinander folgenden Tagen insgesamt 48,0 mg reines β-Carotin erhielten. Das Carotin wurde mit Milchzucker verrieben, in Magermilch suspendiert und den Tieren per os gegeben. Die Hühner wurden 7 Wochen lang in den schon beschriebenen Käfigen carotinfrei vorgefüttert. Für diesen Versuch wurde die Grundfuttermischung II zusammengestellt, da das Futter weder Carotin noch Vitamin A enthalten sollte, denn in diesem Versuch wurde in den Eiern gleichzeitig der Vitamin-A-Gehalt mit betimmt. Neben der Carotin- und Vitamin-A-Bestimmung im Eidotter wurde hier auch die Carotinausscheidung im Kot untersucht, über die im 1. Teil der Arbeit bereits berichtet wurde.

Wie aus der Tabelle 25 zu ersehen ist, hat reines β-Carotin den Carotingehalt der Eier nur in einem verhältnismäßig sehr geringen Umfang erhöht.

Tabelle 25

Analysen-periode in Tagen	Zahl der Eier		Carotin-zufuhr	Gesamt-dotter-gewicht	Carotingehalt der Eier		
	unter-sucht	gelegt	γ	g	in 100 g Dotter γ	in den ges. Dottern γ	pro Dotter γ
1.—3.	12	12	48 000,0	220,5	0,97	2,14	0,18
1.—3.	10	10	Nachperiode	181,8	1,66	3,01	0,30
4. 6.	17	17	„	277,2	1,15	3,19	0,19
7.—12.	28	28	„	789,1	0,83	4,06	0,15
17.—32.	33	33	„	612,0	0	0	0

Den höchsten Gehalt weisen die Eier vom 1.—3. Tag der Nachperiode mit 1,66 γ/100 g Dotter auf, während in den übrigen Versuchen die Höchstwerte zwischen 8,49 γ im Kleesaftversuch und 75,66 γ/100 g Dotter im Auslaufversuch liegen. Gleichzeitig muß festgestellt werden, daß die Zeitspanne, in der die Eier Carotin enthielten, kürzer war als in den anderen Versuchen. Auch der Vitamin-A-Gehalt der Eier konnte nur in Spuren nachgewiesen werden. Es muß daraus geschlossen werden, daß *reines β-Carotin den Vitamin-A-Gehalt der Eier nicht wesentlich beeinflussen* kann. Auch die Dotterfarbe wurde durch Zulage von reinem β-Carotin nicht verändert, die Eier blieben blaßgelb.

III. Diskussion der Ergebnisse

An den Anfang der Auswertung dieser Versuche sei auch hier eine klare Übersicht über die einzelnen Versuchsdaten und Ergebnisse gestellt (Tab. 26).

Wie aus dieser Übersicht zu ersehen ist, hat die Carotinzulage in allen 5 Versuchen eine steigernde Wirkung auf den Carotingehalt der Eidotter gehabt, die jedoch recht unterschiedlich ausgefallen ist. Es sollen daher im folgenden die Versuchsergebnisse einer näheren Betrachtung unterzogen werden, um die Abhängigkeit der steigernden Wirkung von den hier geprüften Faktoren — Höhe der Carotingabe und Dauer der Carotinperiode — zu ermitteln.

Nach den hier durchgeführten Versuchen hat die Höhe der pro Tier und Tag verabreichten Carotinmenge demnach (Tab. 26) einen entscheidenden Einfluß auf den Carotingehalt der Eier. So erhöhten die 0,57 mg Carotin in Form von Kleesaft, die in diesen Versuchen als kleinste Tagesmenge gereicht wurden, den relativen Carotingehalt der Eidotter von 1,7 γ (Mittel aus 1. u. 2. Versuchstag) auf 8,49 γ innerhalb von 3—4 Tagen, dagegen steigerten die als Höchstmenge gegebenen 2,80 mg Carotin in Form von künstlich getrockneten Wicken denselben innerhalb von 14 Tagen von 3,23 γ auf 39,0 γ, wobei nach etwa 6—7 Tagen bereits ein Analysenwert von 18,8 γ erreicht war. Der Unterschied in der Wirkung war also bedeutend. Der Höchstwert von 51,07 γ/100 g Dotter im Versuch I täuscht zwar bei einer geringeren Carotingabe (1,04 mg pro Tier und Tag) eine noch stärkere Wirkung vor, doch muß hierzu bemerkt werden, daß die Steigerung nicht bei 0 (bzw. Spuren), sondern bei 26,5 γ (Mittel aus 1. und 2. Versuchstag) ansetzt.

Zweifellos hat auch die Verdoppelung der Carotinmenge im Versuch III (2. Unterperiode 6,03 mg pro Tier und Tag) eine weitere Steigerung des Carotingehaltes hervorgerufen, die jedoch im Analysenergebnis nicht in Erscheinung tritt, weil die Analysenperiode einen längeren Zeitraum umfaßt. Folgende Überlegung beweist die Richtigkeit dieser Annahme: Der Carotingehalt der Eidotter beträgt im Versuch III für die Zeit der ersten 7 Tage der Nachperiode 33,0 γ; der entsprechende Mittelwert im Versuch I läßt sich mit 33,79 γ errechnen, wobei die einzelnen Tageswerte jedoch zwischen 23,23 γ und 51,07 γ liegen. Da die Mittelwerte dieser Versuche fast auf der gleichen Höhe liegen, darf mit Bestimmtheit angenommen werden, daß auch im Ver-

Tabelle 26

Vers. Nr.	I	II	III	IV	V
Dauer der Carotinperiode	4 Tage	2 Tage	24 Tage	4 Monate	3 Tage
mg Carotin pro Tier und Tag	1,34	0,57	2,80/6,03	—	2,0
Futtermittel	Klee, frisch	Kleesaft	Wicken, k.getr.	Grasauslauf	reines β-Carotin

		Tag	γ-Carotin in 1000 g Dotter	Tag	γ	Tag	γ	Tag	γ	Tag	γ
Vorperiode		13	28,44								
		14	21,00	31—32	Sp.						
Carotinperiode	Versuchstage					1—2	3,23				
						5—8	18,8				
						9—11	7,83				
						11—14	7,10				
		1	22,7			14—15	25,60				
		2	30,31			16—18	39,0				
		3	24,83			18—19	30,0				
		4	16,12	1—2	1,7	20—24	28,2			1—3	0,97
Nachperiode	1.								75,66		
	2.		23,59		8,49						1,66
	3.		51,07		8,09						
	4.		43,72				33,0				
	5.		27,33								1,15
	6.										
	7.		23,23								
	8.		5,0		5,12				32,69		
	9.										
	10.		9,9				9,6				
	11.								9,88		0,83
	12.		8,65								
	13.										
	14.		10,52				2,1		8,81		
	15.										
	16.										
	17.										
	18.		1,12						12,58		
	19.										
	20.						1,2				
	21.								2,93		
	22.		7,89								
	23.										0
	24.		3,06						3,06		
	25.										
	26.		4,11								
	27.				0.94		0,85				
	28.								Spuren		
		31—32	Spuren	55							
				56—57	Spuren	31		34—41	0,37		

such III ein ähnlicher Höchstwert wie in Versuch I erreicht worden ist (etwa 48 γ bis 52 γ). Somit hat also die Erhöhung der Caroitnmenge im Futter innerhalb ein und desselben Versuches den Carotingehalt noch zu steigern vermocht und damit gleichzeitig den Beweis dafür erbracht, daß der *Carotingehalt der Eier in erster Linie von der zugeführten Carotinmenge abhängig* ist. Eine Parallelität zwischen Zufuhr und Ausscheidung im Ei besteht nicht.

Betrachtet man jedoch die Analysenwerte des Versuches mit reinem β-Carotin, so wird man feststellen müssen, daß die dort gefundenen Analysenwerte sich nicht mit der soeben gezogenen Folgerung vereinbaren lassen. Die Dosis von 2,0 mg Carotin pro Tier und Tag ist um 0,7 mg höher als im Kleeversuch; dennoch beträgt der höchste Analysenwert nur 1,66 γ gegenüber 29 γ im Kleeversuch (29 γ = bezogen auf einen Anfangswert von 0 γ bei Versuchsbeginn). Die Differenz in der Wirkung ist so groß, daß man hierfür die Ursache nicht in der Carotinmenge, sondern vielmehr in der *Form des Carotins* suchen muß. Da auch die Dauer der Carotinperiode (3 Tage) als Ursache nicht in Betracht kommt, wie ein Vergleich mit den Analysenwerten des Kleesaftversuches beweist, der nur eine 2 tägige Carotinperiode umfaßte, muß die außerordentlich geringe Wirkung allein der Carotinform zugeschrieben werden. Dieser Versuch bestätigt somit die Beobachtung amerikanischer Forscher [44], die auch eine geringere Wirkung des reinen β-Carotins in Ölform gegenüber der Luzerne auf den Carotingehalt der Eier gefunden haben. Diese Betrachtung ist unabhängig von der Vitamin-A-Wirkung anzustellen.

Ferner zeigen die in der Übersicht zusammengestellten Analysenergebnisse, daß die in den einzelnen Versuchen gefundenen Maxima für den Carotingehalt pro 100 g Eidotter in direktem Verhältnis zur verabreichten Carotinmenge stehen und von der Form der Carotinzufuhr unabhängig sind (Ausnahme: reines β-Carotin). In der nächsten Abb. 3 sind die verabreichten Carotinmengen und die mit ihnen erreichten Maxima an Carotin im Ei (je 100 g Eidotter) graphisch dargestellt.

Auffallend hoch liegt der Carotingehalt der Eidotter im Auslaufversuch, der durch den hohen Carotingehalt des Auslaufgrases bedingt sein dürfte. Man könnte aber auch vermuten, daß neben der Carotinmenge hier auch die Dauer der Carotinperiode, die sich über 4 Monate erstreckt hat, den Carotingehalt der Eidotter beeinflußt hat. Berücksichtigt man jedoch das schnelle Sinken des Carotingehaltes in der carotinfreien Nachperiode, so kommt man zu dem Schluß, daß diese Vermutung wenig wahrscheinlich ist. Hätte hier bei einer 4 Monate langen Carotinperiode die Carotinausscheidung im Ei bedeutend länger als in den übrigen Versuchen angehalten, dann wäre es möglich gewesen, der Dauer der Carotinperiode einen nicht unwesentlichen Einfluß auf den Carotingehalt der Eier einzuräumen.

Im übrigen scheint nach diesen Versuchen die *Dauer der Carotinausscheidung im Ei* in keinem Verhältnis zu der Dauer der Carotinperiode zu stehen. So werden im Kleesaftversuch in den Eiern des 26.—51. Versuchstages bei einer 2 tägigen Periode noch 0,94 γ Carotin gefunden, während im Versuch III bei einer 24 tägigen Carotinperiode die Eier des 24.—31. Tages nur noch 0,85 γ Carotin je 100 g Dotter enthalten.

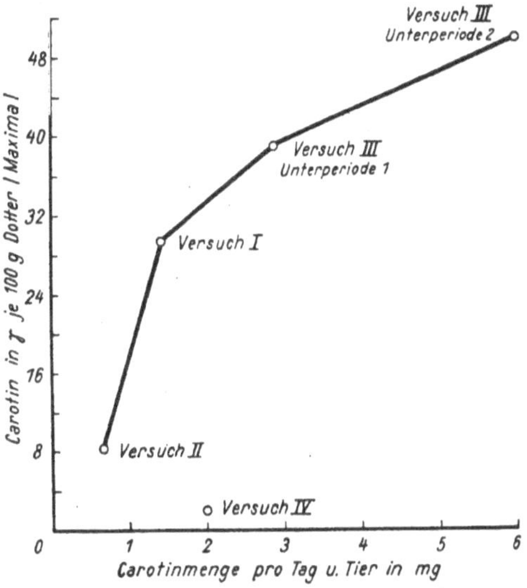

Abb. 3

Im allgemeinen kann gesagt werden, daß die Carotinausscheidung im Ei nach etwa 4 Wochen, vom letzten Tage der Carotinzufuhr an gerechnet, beendet ist. Der Verlauf der Ausscheidungswerte ist in allen Versuchen mehr oder weniger gleich. Ein Unterschied besteht nur hinsichtlich des Zeitpunktes, an dem der Maximalwert erreicht war. Wenn das Maximum bereits in der Carotinperiode erreicht war, wie z. B. im Auslaufversuch, dann fallen die Carotinwerte innerhalb der ersten 10 Tage der Nachperiode steil und fast geradlinig ab. War dagegen die Carotinperiode nur kurz und der Maximalwert aus diesem Grunde noch nicht erreicht, so steigen die Werte auch in den ersten carotinfreien Tagen noch an, halten sich aber nicht auf der erreichten Maximalhöhe, sondern fallen dann ähnlich wie oben beschrieben ab.

Nachdem der Einfluß der Carotinmenge im Futter und der Einfluß der Dauer der Carotinperiode auf den relativen Gehalt der Eidotter an Carotin diskutiert worden ist, muß nun auch die *absolute Carotinausscheidung* in ihrer Abhängigkeit von den genannten Faktoren untersucht werden. Die bisherige Betrachtungsweise allein genügt nicht, um die zu untersuchenden Zusammenhänge klar zu erfassen, weil ein relativ hoher Carotingehalt der Eidotter bei kleinen Eiern und einer geringen Legeleistung durchaus falsche relative Werte vortäuschen kann.

Die unter diesem Gesichtspunkt durchgeführten Berechnungen ergaben jedoch kein anderes Bild. Auch die *absoluten Werte verhalten sich mit nur geringen Abweichungen genau so wie die relativen.* Deshalb sollen hier die Berechnungen nicht mit angeführt werden.

Zum Schluß sei noch der *Anteil des ins Ei übergegangenen Carotins in Prozent des aufgenommenen* errechnet. Zu dieser Berechnung können die Versuche I und IV nicht herangezogen werden, da im ersteren der Anfangswert nicht = 0 war und im letzteren die Carotinaufnahme naturgemäß unbekannt ist (Auslauf). In der nächsten Tabelle 27 sind die Berechnungen zusammengestellt.

Tabelle 27

Versuch Nr.	II	III	V
Carotinaufnahme in γ	10 260	831 820	48 000
davon übergegangen in die Eier in γ	29,40	671,96	12,4
davon übergegangen in die Eier in %	0,029	0,081	0,026

Aus dieser Berechnung geht hervor, daß nur ein verschwindend geringer Prozentsatz des aufgenommenen Carotins als unveränderter Farbstoff in das Ei übergeht, während der *größte Teil in Vitamin A umgewandelt* wird [35]. Ferner läßt sich aus den Resultaten dieser Tabelle ableiten, daß der Übergang mit Zunahme der Carotinzufuhr auch relativ größer wird. So beträgt der Anteil des Carotins im Ei im Versuch II 0,029% bei einer Zufuhr von 10 260 γ, im Versuch III dagegen betragen die entsprechenden Werte 0,081% und 831 820 γ. Der β-Carotinversuch muß auch hier als Ausnahme gewertet werden.

Im Versuch III läßt sich außerdem noch eine weitere Berechnung vornehmen, da für die künstlich getrockneten Wicken die Carotinresorption bekannt ist. Setzt man den „Resorptionskoeffizienten" von 52,28% ein (vgl. S. 21), dann erhöht sich der Prozentsatz des in das Ei übergegangenen Carotins auf 0,15%. Es kann also zusammenfassend gesagt werden, daß auch bei Berücksichtigung der Carotinresorption der Anteil des in das Ei übergehenden Carotins nach wie vor sehr gering bleibt.

Überblickt man die hier besprochenen Ergebnisse, so erhebt sich sofort die Frage, was mit dem übrigen Anteil des resorbierten Carotins geschieht. Naturgemäß wird ein großer Teil davon in Vitamin A umgewandelt und kommt in dieser Form im Ei bzw. in der Leber zur Ablagerung. Ein nicht unwesentlicher Teil wird jedoch auch in ursprünglicher Form in der Leber deponiert, worauf Leberanalysen von GRASHUIS und DE MAN [14] hindeuten, in denen Carotinwerte von 150—300 γ gefunden wurden. Hieran schließt sich unmittelbar eine weitere Frage, nämlich, welche Bedeutung dem in der Leber abgelagerten Carotin für den Carotingehalt der Eier zukommt, mit anderen Worten, ob die Versorgung der Eidotter mit Carotin nach und nach aus den Leberreserven oder direkt nach der Resorption erfolgt.

Betrachtet man die hier vorliegenden Versuchsergebnisse unter diesem Gesichtspunkt, so scheint die Möglichkeit eines *direkten Carotinüberganges in das Ei* wahrscheinlicher zu sein. So wurde z. B. im Versuch III eine Carotinmenge 24 Tage lang gefüttert, die etwa das 7—14 fache des normalen Bedarfs ausmachte (das 7 fache in der Unterperiode 1, das 14 fache in der Unterperiode 2). Es kann daher unterstellt werden, daß der „Carotinhunger" infolge einer 7 wöchigen carotinfreien Vorfütterung bei Beginn der Nachperiode längst abgesättigt war und daß ein Carotindepot in der Leber aufgebaut werden konnte. Dennoch begann bereits in der 2. Nachperiode-Woche der starke Abfall des Carotingehaltes, der nach 2 weiteren Wochen nur noch einem Minimalwert von ca. 0,14 γ pro Ei aufwies. Würde nun die Carotinversorgung der Eier über die Leberreserven gehen, dann hätte sich ihr Carotingehalt über eine bedeutend längere Zeit auf der normalen Höhe halten müssen, auf jeden Fall hätten sie nicht so schnell carotinfrei werden dürfen. Es scheint daher wahrscheinlicher zu sein, daß derjenige Carotinanteil, der nicht in Vitamin A umgewandelt wird, direkt in das Ei übergeht, und zwar nicht nur in das fast ausgebildete, sondern auch in alle in der Entwicklung befindlichen Eianlagen des Eierstockes. Auf diese Weise könnte man sich das auffallend schnelle Erscheinen des Carotins im Ei nach der ersten Carotinzufuhr und ebenfalls das stufenweise Ansteigen wie Abklingen des Carotingehaltes erklären.

D. Zusammenfassung

In der ersten Versuchsreihe wurde die *Carotinresorption* aus frischen und künstlich getrockneten Futtermitteln an Hähnen nach der allgemeinen Stoffwechselversuchsmethodik mit Vorfütterung des zu prüfenden Futtermittels untersucht. Als Carotinräger wurden geprüft: Frischer Grünkohl und Möhren, künstlich getrocknete Troblako, Wicken, Luzerne.

In diesen Versuchen wurde das Carotin aus künstlich getrockneten Futtermitteln besser resorbiert als aus frischen (Tab. 28).

Tabelle 28

Futeermittel	mg pro Tier u. Tag	Carotin resorbiert in %	im Mittel %
50 g Grünkohl	1,516	18,18	
50 g Grünkohl	0,495	8,55	20,04
30 g Möhren	3,2	33,40	
30 g Troblako	0,6	36,04	
30 g Wicken	1,54	52,28	67,75
20 g Luzerne	0,21	90,09	
40 g Luzerne	0,404	92,60	

Als Abschluß der Resorptionsversuche wurde ein Versuch mit reinem β-Carotin durchgeführt. Die Versuchsdurchführung wich wesentlich von der bisherigen ab; der Versuchsvorfütterung ging eine carotinfreie Periode voraus; außerdem wurden legende Hennen zum Versuch herangezogen, und ferner gliederte sich der Versuch nicht mehr in eine Vorfütterungs- und Analysenperiode. Es wurde der Anteil des zugeführten Carotins ermittelt, der nach einer kurzfristigen Carotinzufuhr im Verlauf der folgenden carotinfreien Periode im Kot ausgeschieden wird. Die Hennen bekamen innerhalb von 3 Tagen täglich pro Tier 2 mg β-Carotin. In diesem Versuch wurde reines β-Carotin mit 78,60% resorbiert.

Die Carotinresorption verlief in allen Versuchen unabhängig vom Carotingehalt der Futtermittel, der Höhe der Carotingabe und dem Carotinbedarf.

Die pro Tier und Tag verfütterte Nährstoffmenge an Eiweiß, Fett, N-fr. Extr. St. und org. Substanz und ihre Verdaulichkeit standen in keiner Beziehung zur Carotinresorption. Der Rohfasergehalt der Futterration und des Carotinfuttermittels hatte keinen ungünstigen Einfluß auf die Carotinresorption.

In 5 weiteren Versuchen wurde der *Carotinübergang* aus frischen und künstlich getrockneten Futtermitteln sowie aus reinem β-Carotin in das Ei untersucht (Tab. 29).

Tabelle 29

Versuch Nr.	I	II	III	IV	V
Dauer der Carotinperiode	4 Tage	2 Tage	24 Tage	4 Monate	3 Tage
Futtermittel	Klee, frisch	Kleesaft	Wicken, k.getr.	Grasauslauf	reines β-Carotin
mg Carotin pro Tier und Tag	1,34	0,57	2,80/6,03	—	2,0

Es ergab sich, daß der Carotingehalt der Eier direkt von der verfütterten Carotinmenge abhängig ist. So erhöhten die 0,57 mg Carotin in Form von Kleesaft, die in diesen Versuchen als kleinste Tagesmenge gereicht wurden, den Carotingehalt pro 100 g Eidotter von 1,7 γ (Mittel aus 1. und 2. Versuchstag) auf 8,49 γ innerhalb von 3—4 Tagen, dagegen steigerten die als Höchstmenge gegebenen 2,80 mg Carotin in Form von künstlich getrockneten Wicken denselben innerhalb von 14 Tagen von 3,23 γ auf 39,0 γ, wobei nach etwa 6—7 Tagen bereits ein Analysenwert von 18,8γ erreicht war. Der Unterschied in der Wirkung war also bedeutend.

Die Dauer der Carotinzufuhr, wie auch die Art der Futtermittel (Ausnahme reines β-Carotin) hatten keinen Einfluß auf die Höhe des Carotingehaltes und auf die Dauer der Carotinausscheidung im Ei. Den höchsten Carotingehalt erreichten die Eier der Hennen, die Carotin in Form von Grasauslauf erhielten (75,66 γ), den niedrigsten diejenigen, die reines β-Carotin zugeführt bekamen (1,66 γ). Der Carotingehalt der Eier fiel unter normalen Verhältnissen mit Beginn der carotinfreien Fütterung stark ab und war nach etwa 4—5 Wochen nur noch in Spuren in den Eiern zu finden. Der Carotinübergang erfolgte sehr schnell; es wird daher angenommen, daß das Carotin nach der Resorption direkt in die Eianlage gelangt.

Der Anteil des in das Ei übergegangenenen Carotins in Prozent des aufgenommenen konnte in drei Versuchen errechnet werden:

Versuch Nr.	II	III	V
Carotinaufnahme γ	10 260	831 820	48 000
Carotinübergang in die Eier in γ	29,40	671,96	12,4
Carotinübergang in die Eier %	0,029	0,081	0,026

Literaturverzeichnis

1 AMMON, R. u. W. DIRSCHEL: Fermente, Hormone, Vitamine. Verlag Thieme, Leipzig, 1948.

2 ARON, H. u. H. KLINKE: Handbuch der Biochemie des Menschen und der Tiere. Erg.-Bd. 3, 829—30 (1936).

3 BAELUM, J.: Luzernemehl als Zusatzfutter für eierlegende Hühner. Kopenhagen 1949.

[4] BELLER, K.: Dtsch. Wirtschaftsgeflügelzucht 2. Jahrg. Nr. 7 (1950).
[5] BELLER, K.: Dtsch. Wirtschaftsgeflügelzucht 2. Jahrg. Nr. 13 (1950).
[6] CARRER, P. u. E. JUCKER: Carotinoide, Verlag Birkhäuser, Basel (1948).
[7] CHICHESTER, D. F. u. W. C. RUSSEL: Poultry Sci., Menasha, 17, H. 6, 505—510 (1938).
[8] COLLIGNON, P.: Die Haltung von Legehennen in Käfigen. Bonn.
[9] EDEN, E. u. K. C. SELLERS: Biochem. J. 44, 264—267 (1949).
[10] FANGAUF, R.: Futter und Fütterung Nr. 2 (1950).
[11] FERGUSON, W. S.: Agriculture 55, 517—522 (1949).
[12] FREY, P. R. u. H. S. WILGUS: J. Nutrition, 39, 517—528 (1949).
[13] FUYITA, A. u. T. SAKOMOTO: Biochem. Z. 308, 334—343 (1941).
[14] GRASHUIS, J. u. TH. DE MAN: Vitamine in der Viehfütterung. Inst. de Shothorst, Hoogland (1949).
[15] GROSSFELD: Handbuch der Eierkunde. Verlag Springer, Berlin 1938.
[16] GUILLAM, A. E. u. I. M. HEILBRONN: Biochem. J. Vol. 29, 1064—67 (1935).
[17] HABECK, R.: Wiss. Arch. f. Landw. (Abt. B Tierern. u. Tierzucht) Bd. 2, H. 5 (1930).
[18] HARMS, FR.: Z. Fleisch u. Milchhyg. 51, 294—96 u. 303—305 (1941).
[19] HARMS, FR.: Vitamine u. Hormone, Bd. 2 H. 1—2, 36 (1942).
[20] JOHNSEN, R. M. u. R. W. SWICK u. G. A. BAUMANN: Arch. of Biochem. 22, 122—132 (1949).
[21] KOEHN, C. J.: Arch. of Biochem. 17, 337—344 (1948).
[22] KUHN, R. u. H. BROCKMANN: Hopple-Seylers Ztschr. Bd. 206, H. 1 u. 3 (1932).
[23] LENKEIT, W. u. M. BECKER: Praktikum der Ernährungsphysiologie der Haustiere. Verlag Vandenhoeck u. Ruprecht, Göttingen (1949).
[24] LENKEIT, W.: Ztschr. Zucker, Dez. 1949.
[25] LENKEIT, W.: Schriftenreihe zur Fütterungslehre, H. 5. Alfred Strothe Verlag, Hannover.
[26] LENKEIT, W.: DLGZ. 42, 6 (1938).
[27] LENKEIT, W.: Berl. u. Münch. Tierärztl. Wschr. 733 (1938).
[28] MANGOLD, E.: Handbuch der Ernährung und des Stoffwechsels der landw. Nutztiere Bd. 2, Verlag Springer, 1929.
[29] MANGOLD, E.: Die Verdauung bei den Nutztieren. Akademie-Verlag, Berlin 1950.
[30] MATTSON, F. H., J. H. MEHL u. H. J. DEUEL: Arch. of Biochem. 15, 65—73 (1947).
[31] MOSLENER, R.: Dissertation Göttingen, 1948.
[32] RÖMER, R.: Die Fütterung des Geflügels. Verlag Pfennigstorff, Stuttgart.
[33] SCHEUNERT, A.: DLGZ. 37, 25 (1934).
[34] SCHWEIGART, H. A.: Vitamine und Hormone. Verlag Schaper, Hannover, 1948.
[35] SHERMAN, W. C.: J. Nutrit. 22, 153—165 (1941).
[36] SHERWOOD, R. M. u. G. S. FRAPS: Texas Sta. Bul. 514—21 (1935).
[37] STOTZ, H.: Arch. f. Tierern. u. Tierzucht 7, 299 (1931).
[38] STOTZ, H.: Arch. f. Tierzucht 9, 426 (1933).
[39] TAYLOR, M. W. u. W. C. RUSSEL: Poultry Sci. 26, 234—42 (1947).
[40] TAYLOR, M. W., I. R. STERN, W. C. RUSSEL u. E. JUNGHERR: Poultry Sci. 26, 243—54 (1947).
[41] TEMPERTON, H. u. F. J. DUDLEY: Harper Adams Utility Poultry J. 31, 61—67 (1946).
[42] — Texas Agricult. Exp. Station, Fifty first Annual Report, 95 (1938).
[43] — Texas Agricult. Exp. Station, Fifty first Annual Report 95 (1938).
[44] — The Feed Bag., Vol. 26, 48, Febr. 1950.
[45] THOMPSON, S. Y., J. GANGULY u. S. K. KON: Brit. J. Nutr. 3, 50—78 (1949).
[46] THOMPSON, S. Y., R. BRAUDE, A. T. COWIE, J. GANGULY u. S. K. KON: Biochem. J. 44 (Proc.) IX—X (1949).
[47] WAGNER, K. H., L. GÜNTHER u. L. SCHULZE: Vit. u. Hormone, 1, 6, 455 (1941).
[48] WAGNER, K. H., L. GÜNTHER u. H. SCHMALFUSS: Vit. u. Horm. 4, 3, 142 (1943).
[49] TORBEN K. WITH: Vit. u. Horm. 2, 6, 371 (1942).
[50] TORBEN K. WITH u. O. WANSCHER: Vit. u. Horm. 4, 5, 341 (1943).
[51] ZECHMEISTER, L. u. L. VON CHOLNOKY: Die chromatographische Adsorptionsmethode Verlag Springer, Wien, 1938.

Aus der Zentralforschungsanstalt für Tierzucht in Rostock-Dummerstorf
(Direktor: Prof. Dr. FR. HARING)

R. NESENI, R. GRUHN und U. FREIMUTH

DAS FETT-EIWEISS-VERHÄLTNIS IN DER KUH- UND ZIEGENMILCH UND SEINE BEDEUTUNG FÜR DIE FÜTTERUNG DER MILCHTIERE

I. Einleitung

Seit etwa 2 Jahrzehnten ist bekannt, daß *im Allgemeinen* mit steigendem Fettgehalt auch eine erhöhte Ausscheidung von Milcheiweiß stattfindet. Eine ausführliche Literaturzusammenstellung darüber findet sich bei NESENI und KÖRPRICH [10], auf welche hier verwiesen wird. Letztere stellten bei ihren Untersuchungen fest, daß der Anstieg des Gesamt-N und des Caseins nicht parallel mit dem des Fettes geht, sondern nur etwa den $2^1/_2$.—3. Teil desselben beträgt. Daran ändern auch die von LEYDOLPH und ULRICH [9] festgestellten Ausnahmen von dieser Regel nichts. Diese fanden unter ihren Versuchstieren solche, welche bei etwa gleich hohem Fettgehalt einmal einen sehr niedrigen, das andere Mal einen hohen Eiweißgehalt gaben. Das ist, wie später gezeigt wird, auch bei unserem Material der Fall, und auf diese Tatsache hat schon JÖRGENSEN [4] hingewiesen. Derselbe wollte solche Kühe, welche bei hohem Fettgehalt einen niedrigen Eiweißgehalt aufwiesen, für die Butterproduktion reserviert wissen (Butterkühe) zum Unterschied von jenen, die bei hohem Eiweißgehalt für die Trinkmilcherzeugung und für die Käseproduktion (Käsekühe) Verwendung finden sollten.

Die Frage der Höhe der Milcheiweiß-Ausscheidung hat aber noch eine andere Bedeutung. Sie ist bei der Feststellung des Bedarfes an Futtereiweiß zu berücksichtigen. Während die Nordländer das 1,5—1,8 fache der ausgeschiedenen Milcheiweißmenge als Grundlage für die Berechnung des Eiweißbedarfes der Milchkuh annehmen, tragen die deutschen Wissenschaftler diesen Verhältnissen zwar durch Erhöhung der Eiweißmenge im Leistungsfutter bei einem höheren Fettgehalt der Milch Rechnung, ohne jedoch eine exakte Feststellung der Milcheiweißausscheidung zu treffen. WERNER [13] und BUTZ [3] nehmen nur 50 g als Eiweißquelle für 1 kg Milch an. J. SCHMIDT [11] erwähnt, daß man bei einem Fettgehalt von 3,0—3,5% mit 50 g Eiweiß nicht mehr auskommt, sondern 65 g benötigt. Nach den Angaben von VOGEL [12] machen es die Versuchsergebnisse wahrscheinlich, daß der Nährstoffbedarf von *Höhenkühen* mit ihrem durchschnittlich höheren Fettgehalt für das Leistungsfutter pro kg Milchleistung bei 65 g verdaulichem Roheiweiß liegt. Uns interessiert in diesem Zusammenhang die Angabe der Entschließung des Bayr. Ministeriums f. Land-und Forstw. vom 7. 5. 50, die auf den durchschnittlich höheren Fettgehalt des Höhenviehes hinweist, *der einen höheren Eiweißgehalt bedingt* als der durchschnittlich geringere Fettgehalt der Milch des Niederungsviehes. Einen Mittelweg in der Frage des Eiweißbedarfes der Milchkühe nimmt der 5. Int. Tierzuchtkongreß in Paris 1949 (zit. n. KREBS [7]) ein, der unter Berücksichtigung einer ausreichenden Sicherheitsspanne die Menge von 60 g stickstoffhaltiger Substanzen je kg Milch mit 4% Fett aureichend findet.

In der eben angeführten Entschließung des Bayr. Min. f. L.u.F. ist schon ausgeprägt, daß es nicht angängig ist, Fütterungsnormen für Niederungsrinder auf Höhenrinder zu übertragen. Es scheinen also *rassenmäßige* Unterschiede in Bezug auf das Fett-Eiweiß-Verhältnis in der Kuhmilch zu bestehen. Wenn dies tatsächlich der Fall ist, wäre es doch zweckmäßig zu überlegen, ob man nicht auch in Deutschland ebenso wie in den nordischen Ländern die ausgeschiedene Milcheiweißmenge als Grundlage für den Futtereiweißbedarf nimmt. Bei diesem Vorgange könnte bei den sog. „Butterkühen" Futtereiweiß erspart werden, während bei den „Käsekühen" der höhere Eiweißbedarf gedeckt werden muß.

Wie nun die Verhältnisse bei den einzelnen Rinder- und Ziegenrassen liegen, soll im Nachfolgenden gezeigt werden. Die Grundlagen für diese Untersuchungen stammen teilweise noch aus dem K.W.I., teils aus der jetzigen Z.f.A. und teils aus einer früheren Arbeit mit KÖRPRICH [10].

II. Die Verhältnisse in der Kuhmilch

1. Der Fettgehalt der Milch verschiedener Rassen und deren Kreuzungen

Es ist eine altbekannte Tatsache, daß Unterschiede im Fettgehalt der Milch verschiedener Rinderrassen bestehen und daß es bei Kreuzungen zu einer intermediären Vererbung des Fettgehaltes kommt. Auf Grund dieser Forschungsergebnisse ist ja vor allem die Verbesserung der Milchfettleistung durch Züchtungsmaßnahmen erfolgt, wenn auch die Vererbung nicht die einzige Ursache dieser Verbesserung ist. Einen gleichfalls großen Einfluß auf die Fettausscheidung haben die verschiedenen Fütterungsmaßnahmen, wobei die Feststellung von KRIZENECKY [8] nicht übersehen werden darf, „daß ohne eine genügende Zufuhr von Eiweißstoffen im Futter die volle Fettbildung in der Milch nicht vor sich gehen kann, auch wenn der Energiegehalt des Futters dazu vollkommen ausreicht".

Einen Überblick über die gefundenen Verhältnisse bei den untersuchten Rassen und deren Kreuzungen geben die nachfolgenden Streuungsbilder der festgestellten Fettgehalte. Die Anführung dieser Streuungsbilder erscheint notwendig, um einen Vergleich mit den Streuungsbildern des Eiweißgehaltes der Milch zu ermöglichen.

a) Jersey, Schwarzbunte und deren Kreuzungen.

Die Streuung des Fettgehaltes bei den angeführten Rassen ist in der Tabelle 1 dargestellt. Sie zeigt, daß:

Tabelle 1. *Die Streuung des Fettgehaltes der Milch verschiedener Rassen*

Rasse	Zahl der Proben	Prozent Fettgehalt – Prozente der Proben																			
		2,4	2,8	3,2	3,6	4,0	4,4	4,8	5,2	5,6	6,0	6,4	6,8	7,2	7,6	8,0	8,4	8,8	9,2	9,6	10,0
Schwarzbunte (Sb)	464	0,8	7,3	19,6	28,5	17,0	11,2	7,1	4,3	3,0	1,1										
Jersey × Schwarzbunte	552		0,4	1,6	6,2	9,3	11,5	13,8	18,1	11,9	8,2	5,4	3,6	1,6	1,1	0,7	0,4	0,2	0,2		
Jersey (J)	162						4,3	6,8	11,1	12,3	13,0	14,2	10,5	12,3	9,9	1,8	0,6	0,6	1,2		1,2
Jersey × Rote Dänen	16							18,7	24,9	31,2	6,2	6,2	6,2		6,2						
Rote Dänen (RD)	123			0,8	12,2	17,1	27,6	22,7	12,3	4,9	1,6										
Rotbunte (RB)	17		5,9	17,6	41,1		17,6				5,9										
Fleckvieh (Fl)	95			4,2	30,5	41,0	9,5	9,5	2,1			1,0									

Tabelle 2. *Die Streuung des Eiweiß-Gehaltes verschiedener Rassen*

Rasse	Prozent Eiweißgehalt – Prozente der Proben																	
	2,6	2,8	3,0	3,2	3,4	3,6	3,8	4,0	4,2	4,4	4,6	4,8	5,0	5,2	5,4	5,6	5,8	6,0
Schwarzbunte	5,6	15,5	17,3	21,1	16,6	10,8	6,5	1,7	1,9	0,6	1,5							
Jersey × Schwarzbunte		3,4	6,5	13,2	17,2	21,6	14,9	10,0	5,4	2,7	2,0	0,9	0,3	0,5				0,5
Jersey		1,8	1,8	3,1	4,3	9,3	9,9	16,7	13,6	17,9	7,4	6,8	3,1	2,5	0,6	1,2		
Jersey × Rote Dänen		6,2		6,2	31,2		25,0	18,7			6,2	6,2						
Rote Dänen		1,6	4,9	9,8	29,3	20,3	17,9	8,9	6,5			0,8						
Rotbunte			5,9		5,9	35,3	17,6	29,4	5,9	5,9								
Fleckvieh	4,2	31,5	31,6	16,8	2,1	6,3	6,3	1,0										

1. bei den Schwarzbunten die Hauptmenge der Fettgehalte zwischen 3,2 und 4,4%,

2. bei den Jersey aber zwischen 5,2 und 7,6% liegt,

3. bei den Kreuzungen deutlich die intermediäre Vererbung des hohen Fettgehaltes der Jersey zu spüren ist, denn bei jenen liegt der größte Teil der Fettgehalte zwischen 4,4 und 5,6%.

b) Jersey, Rote Dänen und deren Kreuzungen.

Während bei den Roten Dänen die Hauptmenge der Fettgehalte zwischen 3,6 und 5,2% liegt, zeigt sich auch hier (Tab. 1) ein Einfluß des höheren Jersey-Fettgehaltes, doch bei diesen Kreuzungen (4,8—5,6%) scheint die Einwirkung eine nicht so große zu sein wie bei den Kreuzungen mit Schwarzbunten. Leider ist die Zahl der untersuchten Milchen zu gering, um ein endgültiges Urteil darüber abgeben zu können.

c) Rotbunte und Fleckvieh.

Bei beiden Rassen finden wir die Hauptmenge der Fettgehalte zwischen 3,2 und 4,4%. Beim Fleckvieh handelt es sich um den nordböhmischen Landschlag, der durch Einkreuzung von Hanna-Berner Rindern verbessert worden war.

2. Der Eiweißgehalt der Milch verschiedener Rassen und Kreuzungen

Wie schon in der Einleitung angeführt, wurden von JÖRGENSEN [4] „Butterkühe" und „Käsekühe" je nach ihrem Eiweißgehalt und dessen Verhältnis zum Fettgehalt festgestellt. Auch LEYDOLPH und ULRICH [9] haben in neuester Zeit wiederum auf diesen Umstand hingewiesen.

Der Eiweißgehalt der Milch ist nach den Angaben der Milchwirtschaftler bei den Rassen verschieden, wenn auch leider bisher diesen Inhaltsstoffen der Milch viel zu wenig Aufmerksamkeit geschenkt worden ist. Erst durch die Erfahrung des zweiten Weltkrieges mit seinem großen Eiweißmangel in der menschlichen und tierischen Ernährung im Gefolge ist wiederum das Milcheiweiß in den Vordergrund des Interesses gerückt worden. Bei dem hohen biologischen Wert der Milcheiweißstoffe ist zu hoffen, daß die diesbezüglichen Verhältnisse in der Milch verschiedener Rassen eine eingehendere Untersuchung als bisher erfahren, und sollen diese Zeilen ein wenig dazu beitragen (siehe Tab. 2).

a) Jersey, Schwarzbunte und deren Kreuzungen.

Die Untersuchung der Milch erfolgte mit der Kjeldahl-Methode, und wurden die gefundenen Stickstoffwerte zur Umrechnung auf *Gesamteiweiß* mit 6,37 multipliziert. Bei den hier erwähnten Rassen zeigt sich, daß

1. die Hauptmenge des Gesamteiweißes bei den Schwarzbunten zwischen 2,8 und 3,6%,

2. bei den Jerseys dagegen zwischen 3,6 und 4,4% liegt.

3. Bei den Kreuzungen finden wir Werte zwischen 3,0 und 4,0%.

b) Jersey, Rote Dänen und deren Kreuzungen.

Das gleiche Bild sehen wir bei diesen drei Rassen, wobei wir bei den Roten Dänen Zahlen von 3,0 bis 4,2% und bei den Kreuzungen von 3,4—4,0% finden.

c) Bei den Rotbunten ist die Schwankungsbreite des Eiweißgehaltes nicht sehr groß (3,4—4,0); beim Fleckvieh liegt sie aber mit 2,6—3,2% niedriger als bei den Erstgenannten.

Es ist hier am Platze, etwas näher auf die *Zusammensetzung* des bisher berücksichtigten „*Gesamteiweiß-Gehaltes*" der Milch einzugehen. Wir wissen, daß derselbe a) aus Casein, b) Albumin und Globulin und c) dem sog. Reststickstoff besteht. So führen BLEYER und KALLMANN [2] an, daß vom Gesamt-N 86,3% auf den Eiweiß-N und 13,7% auf den Rest-N entfallen. An anderer Stelle läßt sich aus den Untersuchungen von BLEYER [1] 84,1% für den Eiweiß-N und 15,9% für den Rest-N berechnen. ZEILER [14] erwähnt den Rest-N überhaupt nicht und führt nur 2,8% Casein und 0,7% Albumin an, was einem %-Verhältnis von 80 zu 20 entspricht. Nach den Angaben von KLIMMER und SCHÖNBERG [5] läßt sich ein Verhältnis des Casein : Albumin-Globulin wie 83,3 zu 16,7 berechnen. Alle diese Angaben machen keine Unterschiede bezüglich der Rasse der Tiere, daß aber solche bestehen, soll im Nachfolgenden gezeigt werden. Sowohl aus den Untersuchungen der Dummerstorfer Milch als auch aus meinen (N.) mit KÖRPRICH [10] durchgeführten Untersuchungen in Tetschen-Liebwerd ergeben sich neben dem Fettgehalte über die Verteilung des Gesamt-N auf die einzelnen Milcheiweißbestandteile folgende Durchschnittswerte:

	Zahl der Proben	Fettgehalt	Vom Gesamt-N entfallen auf		
			Casein-N	Album. Glob.-N	Rest-N
Schwarzbunte Liebwerd	137	3,61	76,64	17,43	5,93
Schwarzb. Dummerstorfer	44	3,53	71,87	15,01	13,12
J × Sb	37	4,18	68,30	15,72	15,98
Jersey	17	5,97	74,03	14,71	12,26
Rote Dänen	18	4,10	76,83	12,37	10,80
J × RD	17	5,23	76,75	12,41	10,84
Fleckvieh Liebwerd	77	3,90	77,01	17,12	5,87

Aus dieser Zusammenstellung ergibt sich aber, daß rassenmäßige Unterschiede in der Verteilung der Milcheiweißkörper vorhanden sind, doch nicht nur diese, sondern auch solche, die auf die Umwelt zurückzuführen sind. Von den letzteren seien vor allem die Unterschiede zwischen Dummerstorf und Liebwerd bei der gleichen Rasse zu erwähnen. Weiters finden wir Unterschiede zwischen Sommer- und Winterfütterung (im Sommer höherer Albumin-Anteil), desgleichen zwischen alt- und neumelkenden Tieren. Daß der Rest-N nicht unberücksichtigt wie meistens bisher bleiben darf, zeigt der %-Satz, an dem er am Gesamt-N beteiligt ist und der im Allgemeinen hinter dem Anteil der Albumin-Globulin-Fraktion nicht zurücksteht. Aus dieser Zusammenstellung ergibt sich ferner, daß die allgemeine Relation von Casein zu Albumin = 85 : 15 nicht richtig ist und man eher von einer solchen von 75 : 15 sprechen kann.

Ähnliche Verhältnisse wie in der Kuhmilch liegen auch in der *Ziegenmilch* vor. Die Verteilung des Gesamtstickstoffes auf die einzelnen Eiweißkomponenten ist hier folgende:

	Casein-N	Albumin-Globulin-N	Rest-N
Deutsche weiße Edelziege	73,64	16,67	9,69
Thüringer Waldziege	75,72	15,00	9,28
Bulgarische Ziege × DWEZ	73,16	17,37	9,47

Gegenüber der Kuhmilch ist also in der Ziegenmilch bei etwa gleichem Caseinanteil die Albumin-Globulin-Fraktion etwas stärker vertreten unter gleichzeitiger Verminderung des Rest-N-Anteils. Einflüsse der Rasse und des Laktationsstadiums sind auch hier vorhanden.

3. Das Fett-Eiweiß-Verhältnis in der Milch

Schon in der Einleitung wurde darauf hingewiesen, daß gewisse Beziehungen zwischen dem Fett- und dem Eiweißgehalt in der Milch nach der Richtung hin bestehen, daß bei steigendem Fettgehalt auch der Eiweißgehalt zunimmt. NESENI und KÖRPRICH kamen, wie schon erwähnt, zu dem Ergebnis, daß der Anstieg des Eiweißgehaltes nur den $2^1/_2$.—3. Teil der Fettsteigerung ausmacht. Nach J. SCHMIDT [11] beträgt die Steigerung des Eiweißgehaltes bei den Jerseykreuzungen dagegen nur $^1/_4$ der Fettsteigerung. LEYDOLPH und ULRICH [9] stellten fest, daß eine Parallelität zwischen der Höhe des Fettgehaltes und der des Eiweißgehaltes beim *Einzeltier* durchaus nicht immer vorhanden ist, wenn es auch für den Durchschnitt der großen Zahl zutrifft. Die gleiche Beobachtung konnten wir ebenfalls in mehreren Fällen bei unserem Material machen.

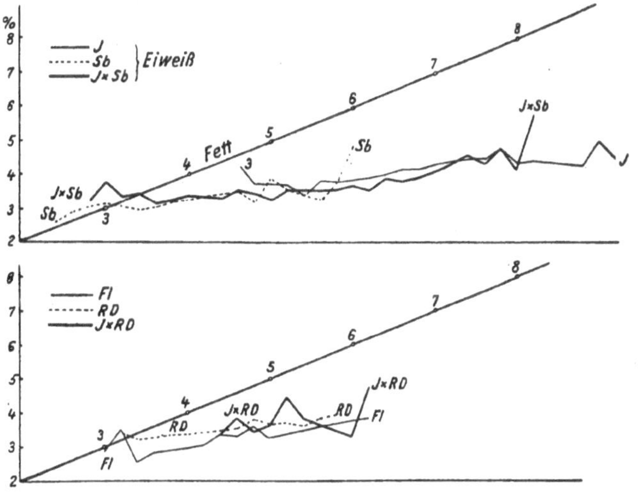

Abb. 1. Rassenmäßige Unterschiede im Fett-Eiweiß-Verhältnis in der Kuhmilch

Für die Steigerung des Eiweißgehaltes bei höherem Fettgehalt nimmt SCHMIDT gleichfalls einen intermediären Erbgang an. Es ergibt sich aber doch die Frage, ob die *Vererbung* des höheren Eiweißgehaltes bei den Kreuzungen *gesichert* ist oder ob es sich nur um eine Steigerung infolge der Bindung des Eiweißgehaltes an den Fettgehalt handelt. Vorläufig kann man wohl diese Frage als noch nicht entschieden betrachten.

Die zu jedem Fettgehalt gefundenen Durchschnittswerte des zugehörigen Eiweißgehaltes sind nach Rassen geordnet in der Abb. 1 kurvenmäßig dargestellt. Aus der Abb. ergibt sich neben den rassenmäßig bedingten Verschiedenheiten vor allem die ja schon bekannte Steigerung des Eiweißgehaltes mit steigendem Fettgehalt. Weiters aber auch, daß bei einem Fettgehalt von 2,5 bis 3,5 der Eiweißgehalt mehr oder weniger über dem Fettgehalt liegt und diese Überhöhung des Eiweißgehaltes bis zu 25% des Fettgehaltes betragen kann (z. B. Jersey × Schwarzb. 3% Fett mit 3,75% Gesamteiweiß).

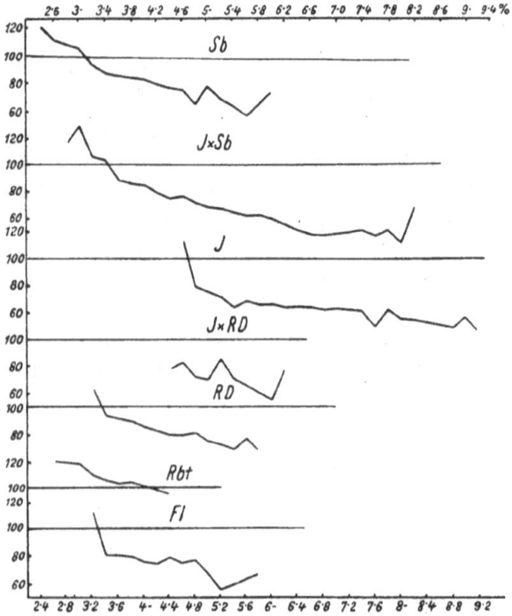

Abb. 2. Die Veränderungen des Eiweißgehaltes, wenn Fett = 100 gesetzt wird

Bei den Jersey konnte vereinzelt bei einem Fettgehalt von 4,6% ein höherer Eiweißgehalt (15% über dem Fettgehalt) gefunden werden. Es erscheint daher doch notwendig, für die Berechnung des Futtereiweißbedarfes der Milchkuh diese Tatsachen mit in Rechnung zu ziehen.

Wenn wir dagegen den Fettgehalt gleich 100 setzen und den dazu gehörigen Eiweißgehalt in % des Fettgehaltes ausdrükken, so ergeben sich verschiedene Kurven, die gleichzeitig die rassenmäßigen Unterschiede zeigen (siehe Abb. 2). Aus diesen Kurven ist ersichtlich, *daß bei fast allen Rassen die rassenmäßig niedrigen Fettwerte von höheren Eiweißwerten begleitet sind.* Diesen höheren Eiweißgehalt sehen wir bei

Schwarzbunten bis zum Fettgehalt von	3,0%	
Jersey × Schwarzbunt	3,4%	
Jersey	4,6%	(vereinzelt)
Rote Dänen	3,2%	
Rotbunte	3,8%	
Fleckvieh	3,2%	

Es ist daher die Ansicht von ZEILER, daß „im allgemeinen immer etwas mehr Eiweißstoffe als Fett in der Milch enthalten sind" nur bedingt richtig und gilt, wie eben gezeigt, unter unseren norddeutschen Verhältnissen nur für die rassenmäßig niedrigen Fettgehalte.

Dagegen sinkt der Eiweißgehalt bei

Schwarzbunten	auf	58%	eines Fettgehaltes		von	5,6%
Jersey × Schwb.	„	53%	„	„	„	8,0%
Jersey	„	45%	„	„	„	9,2%
Jersey × Rote Dänen	„	55%	„	„	„	6,0%
Rote Dänen	„	68%	„	„	„	5,8%
Rotbunte	„	85%	„	„	„	5,2%
Fleckvieh	„	54%	„	„	„	5,2%.

Aus dieser Zusammenstellung ergibt sich, daß bei den meisten Rassen der Eiweißgehalt bei den rassenmäßig höheren Fettwerten bis auf 50—60% des letzteren sinkt, daß aber, wie aus Abb. 1 zu ersehen ist, eine Überhöhung des Eiweißgehaltes gegenüber den niedrigen Fettwerten vorhanden ist.

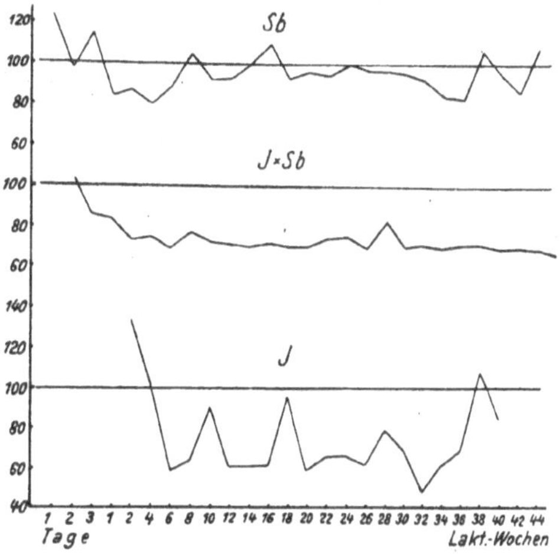

Abb. 3. Die Veränderungen des Fett-Eiweiß-Verhältnisses während der Laktationszeit

Aus der Abb. 3 ist zu ersehen, daß auch Unterschiede im F : E-Verhältnis je nach dem Stande der Laktation bestehen. In den ersten Wochen nach der Geburt ist meistens der Eiweißgehalt höher als der Fettgehalt. Bei den Schwarzbunten Kühen bleibt er im Durchschnitt immer in der Nähe des Fettgehaltes; bei den Jersey × Schwb. Kreuzungen und auch bei den Jersey fällt aber der Eiweißgehalt nach 4 Wochen auf etwa 60—80% des Fettgehaltes und verbleibt auf diesem Niveau fast die ganze Laktationszeit, um dann gegen Ende derselben wieder in die Nähe des Fettgehaltes resp. aber auch darüber zu steigen.

4. Korrelationen

Zur Erhärtung der oben gewonnenen Egebnisse wurde das Material noch variationsstatistisch bearbeitet, um dadurch zugleich für die zwischen den beiden Milchbestandteilen bestehenden Beziehungen im Korrelationskoeffizienten einen tabellenmäßigen Ausdruck zu erhalten.

Die Korrelation zwischen dem Fett- und Eiweißgehalt wurde für alle Rassen und Kreuzungen getrennt errechnet.

Zusammenstellung der Korrelations- und Regressionskoeffizienten

Tiergruppe	Tierzahl	Korrelationskoeffizient	Regressionskoeffizient
Schwarzb. Niederungsvieh	409	r = + 0,4585 ± 0,0391	$R_{y \cdot x}$ = 0,32
Jersey	167	r = + 0,3634 ± 0,0672	$R_{y \cdot x}$ = 0,22
Jersey × Schwarzb. . . .	554	r = + 0,4982 ± 0,0319	$R_{y \cdot x}$ = 0,24
Rote Dänen	124	r = + 0,4679 ± 0,0701	$R_{y \cdot x}$ = 0,26
Jersey × Rote Dänen . .	17	r = + 0,2644 ± 0,2256	$R_{y \cdot x}$ = 0,17 } (nicht
Rotbunte	19	r = + 0,7822 ± 0,0892	$R_{y \cdot x}$ = 0,39 } gesichert)
Fleckvieh	99	r = + 0,4997 ± 0,0754	$R_{y \cdot x}$ = 0,32

Die Korrelationskoeffizienten sind alle positiv und statistisch gesichert bis auf die Kreuzung Jersey × Rote Dänen. Für den Regressionkoeffizienten, welcher einen numerischen Ausdruck für das Abhängigkeitsverhältnis des prozentischen Eiweißgehaltes vom prozentischen Fettgehalt darstellt, bestehen zwischen den einzelnen Rassen und Kreuzungen offensichtlich Unterschiede. J. SCHMIDT fand bei den Jersey-Kreuzungen, daß die Steigerung des Eiweißgehaltes 1/4 der Steigerung des Fettgehaltes beträgt. Dieses Ergebnis konnte hier für die Jersey × Schwb.-Kreuzungen bestätigt werden. Nicht nur für diese Kreuzungen, sondern auch für die Jerseys und die Roten Dänen beträgt die Steigerung des Eiweißgehaltes 1/4 der Steigerung des Fettgehaltes. Dagegen beträgt sie für das schwarzbunte Niederungsvieh, die Rotbunten und das Fleckvieh rund 1/3 der Steigerung des Fettgehaltes.

Mit Hilfe der Regressionsgeraden ist es leicht möglich, für einen bestimmten Fettgehalt den durchschnittlichen Eiweißgehalt abzulesen und zeigen sich erneut die rassenmäßigen Unterschiede. Nimmt man z. B. eine 4% ige Milch an, dann schwankt bei dem vorliegenden Material der dazugehörige durchschnittliche Eiweißgehalt zwischen 3,0 und 3,8%.

Durchschnittlicher Eiweißgehalt bei 4% iger Milch

Schwb.	Jersey	Jersey × Schwb.	Rote Dänen	Rotbunte	Fleckvieh
3,3	3,6	3,3	3,4	3,8	3,0

Das Fleckvieh hat danach den niedrigsten, die Rotbunten den höchsten Eiweißgehalt; bei letzteren zeigte auch die Steigerung des Eiweißgehaltes mit dem prozentischen Fettgehalt den höchsten Wert; sie repräsentieren die eingangs erwähnten „Käsekühe". *Aus diesen beiden Tatsachen: verschieden hoher Eiweißgehalt bei gleich hohem Fettgehalt und verschieden starkes Ansteigen mit dem Fettgehalt, geht klar hervor, daß der Futtereiweißbedarf bei verschiedenen Rassen bei gleichem Fettgehalt ein unterschiedlicher ist.*

Bei für eine Rasse niederen Fettprozenten liegt der Eiweißgehalt, wie schon oben gezeigt wurde, über dem Fettgehalt. Dieser durchschnittliche Fettgehalt, den man als „Umschlagswert" bezeichnen könnte, für welchen also mit abnehmenden Fettprozenten der Eiweißgehalt über dem Fettgehalt liegt, läßt sich mit der Regressionsgeraden leicht bestimmen.

In der als Beispiel herausgegriffenen Korrelationstabelle für die roten Dänen ist sowohl die Regressionsgerade (ausgezogene Linie) als auch die Diagonale (gestrichelte Linie) eingezeichnet.

Fett-%

Eiweiß-%	3·1	3·3	3·5	3·7	3·9	4·1	4·3	4·5	4·7	4·9	5·1	5·3	5·5	5·7	5·9	6·1	
2·7																	
2·9			2	3													5
3·1				3	2	2	2	1		1							11
3·3			1	1	4	2	5	4	1	2			1				21
3·5		1		2		6	6	6	8		3	1					33
3·7						4	1	6	8		4	1	2	1	1		28
3·9			1		1		3		1	2	3	1		1			13
4·1				2	1			1	1	3		1	1				10
4·3											1				1		2
4·5																	
4·7										1							1
		1	4	11	8	14	17	18	19	9	11	4	4	2	2		124

Tab. 4. Korrelationen bei den „Roten Dänen"

Die Regressionsgerade und die Diagonale schneiden sich in dem vorstehenden Beispiel bei 3,1%, d. h. einem Fettgehalt von 3,1% entspricht im großen Durchschnitt ein Eiweißgehalt von 3,1%. Für Fettgehalte unter 3,1% liegt der Eiweißgehalt höher als der Fettgehalt, für Fettgehalte über 3,1% liegt der Eiweißgehalt unter dem Fettgehalt. Wohl gibt es, wie auch das Beispiel hier zeigt, einzelne Individuen, für welche auch bei höherem Fettgehalt (hier bis 3,9%) der Eiweißgehalt über dem Fettgehalt liegt, aber im Durchschnitt der Fälle liegt er von 3,1% Fett an unter demselben. Dieser „Umschlagswert" ist für die einzelnen Rassen verschieden:

Schwb. Niederungsvieh	Jersey	Jersey × Schwb.	Rote Dänen	Rotbunte	Fleckvieh
2,9%	3,4%	3,0%	3,1%	3,7 %	2,5%

Für das Fleckvieh liegt der Umschlagswert bereits bei 2,5%, für die Schwarzbunten bei 2,9, für die Rotbunten dagegen bei 3,7%. Es zeigt sich also auch hier wieder der hohe Eiweißgehalt der Milch bei den Rotbunten.

Aus den bisherigen Befunden und Berechnungen läßt sich für die *Kuhmilch* folgendes feststellen:

1. Der Eiweißgehalt der Kuhmilch hängt mit dem Fettgehalt in gewisser Beziehung zusammen. Mit steigendem Fettgehalt ist auch der Eiweißgehalt ein höherer, doch geht die Steigerung beider nicht parallel, sondern die des Eiweißes ist geringer und rassenmäßig verschieden.

2. Bei den für eine Rasse niedrigen Fettgehalten ist bei den meisten Tieren der Eiweißgehalt höher als der Fettgehalt.

3. Einem bestimmten Fettgehalt entspricht ein rassenmäßig verschiedener Eiweißgehalt.

4. Auch die Laktation hat auf das Fett-Eiweiß-Verhältnis insofern einen Einfluß, als bis 6 Wochen nach der Geburt dasselbe ein engeres ist wie in der meisten übrigen Zeit, während gegen Ende der Laktation wiederum ähnliche Verhältnisse vorzuliegen scheinen wie zu Beginn derselben.

III. Das Fett-Eiweiß-Verhältnis in der Ziegenmilch

Für die vorliegenden Ausführungen wurden die Untersuchungsergebnisse der Milch von 6 Ziegen durch je 2 Laktationen verwendet. Es handelt sich hier um je 2 Stück Deutsche weiße Edelziegen, Thüringer Waldziegen und Kreuzungen von Bulgaren × Weiße Edelziegen.

Bei den Deutschen Edelziegen werden durchschnittlich die Fettprozente vom Eiweiß nicht erreicht. Die in der Kuhmilch festgestellte Veränderung des Fett : Eiweiß-Verhältnisses am Ende der Laktation wurde auch bei den Ziegen beobachtet. Ein Unterschied besteht weiter darin, daß in der Kuhmilch zu Beginn der Laktation der Eiweißgehalt meist den Fettgehalt übersteigt, während in der Ziegenmilch der Eiweißgehalt (abgesehen von der Kolostralperiode) sich erst nach einigen Wochen in seiner Höhe dem Fettgehalt nähert.

Die für den Eiweiß- und Fettgehalt der Ziegenmilch aufgestellten Korrelationen führten zu folgenden Werten:

	Tierzahl	Korrelationskoeffizient	Regressionskoeffizient	Umschlagswert
Deutsche weiße Edelziege	80	$r = +0{,}5112 \pm 0{,}0826$	$R_{y \cdot x} = 0{,}27$	2,9 %
Edelziege × Bulgarenziege	73	$r = +0{,}5909 \pm 0{,}0761$	$R_{y \cdot x} = 0{,}31$	3,6 %
Thüringer Waldziege	77	$r = +0{,}1388 \pm 0{,}1126$		

Für die Edelziege und ihre Kreuzung mit der Bulgarenziege ergab sich eine positive, statistisch gesicherte Korrelation, während die Korrelation für die Thüringer Waldziege statistisch nicht gesichert ist.

Die Größe des Regressionskoeffizienten zeigt, daß bei der Kreuzung Edelziege × Bulgarenziege der Eiweißgehalt etwas stärker mit dem Fettgehalt ansteigt als bei der reinrassigen Edelziege. Der „Umschlagswert" liegt für die Kreuzung auch bedeutend höher, d. h. bei Fettgehalten bis zu 3,6% liegt bei den Kreuzungstieren im großen Durchschnitt der Eiweißgehalt über dem Fettgehalt.

IV. Welche Folgerungen ergeben sich aus dem Fett-Eiweiß-Verhältnis in der Kuh- und Ziegenmilch für die Fütterung dieser Tiere?

Schon eingangs wurde diese Frage gestreift. Wenn wir die Forderungen der verschiedenen Autoren über den Bedarf an Produktionseiweiß für die Milcherzeugung zusammenstellen, so ergibt sich folgendes Bild:

KELLNER-FINGERLING	55—65 g pro kg Milch bis 3,5% Fett
BUTZ	50
WERNER	50—55
Tierzuchtkongr. 1949	60 g pro kg Milch bis 4,0% Fett
VOGEL	65

Dem F : E-Verhältnis Rechnung tragend, wird auch schon gefordert, bei einem Fettgehalt von über 4% die Futtereiweißmenge zu erhöhen. Die nordischen Staaten sind, wie schon eingangs erwähnt, dazu übergegangen, als Grundlage für die Höhe des Futtereiweißbedarfes die ausgeschiedene Milcheiweißmenge anzunehmen und multiplizieren diese mit 1,5—1,8, um den Futtereiweißbedarf zu berechnen. Unter Verwendung dieser beiden Faktoren wurde nun unter Berücksichtigung des F : E-Verhältnisses der Futtereiweißbedarf für die verschiedenen Fettgehalte nach Rassen berechnet und in der folgenden Tabelle 5 zusammengestellt.

Aus dieser Zusammenstellung ergibt sich, daß der Futtereiweißbedarf verschiedener Rassen bei dem gleichen Fettgehalt doch merkbare Unterschiede aufweist. Aus Gründen der Eiweißökonomie erscheint es notwendig, daß diese Verhältnisse an einem größeren Material nachgeprüft werden, damit nicht einmal zu viel, das andre Mal zu wenig Futtereiweiß gegeben wird. Es besteht die Gefahr, daß bei zu geringen Eiweißgaben das Euter 1. nicht zu seiner optimalen Leistung gebracht wird, und 2. dieses fehlende Eiweiß aus dem Körperbestande genommen werden muß. Dieser Verlust kann aber erfahrungsgemäß nur mit einer viel größeren Menge Eiweiß, als normal das Euter gefordert hätte, wieder ausgeglichen werden.

V. Zusammenfassung

Untersuchungen des Fett- und Eiweißgehaltes der Milch verschiedener Rinder- und Ziegenrassen bestätigen erneut das Vorhandensein von positiven Bindungen zwischen beiden Milchbestandteilen. Es ergab sich jedoch weiter, daß

1. die Steigerung des Fett- und Eiweißgehaltes sowohl in der Kuh- wie in der Ziegenmilch nicht parallel geht, sondern die des Eiweißgehaltes geringer und rassenmäßig verschieden ist,

2. bei dem für eine Rasse niedrigen Fettgehalte bei den meisten Tieren der Eiweißgehalt höher als jener ist,

Tabelle 5. *Futtereiweißbedarf pro kg Milch, berechnet auf Grund der Milcheiweißausscheidung*

Fett	Schwarzbunt			Jersey × Schwb.			Jersey			Jersey × RD			Rote Dänen			Fleckvieh		
	Eiweiß-			Eiweiß-			Eiweiß-			Eiweiß-			Eiweiß-			Eiweiß-		
	gehalt	bedarf g		gehalt	bedarf g		gehalt	bedarf g		gehalt	bedarf g		gehalt	bedarf g		gehalt	bedarf g	
%	%	1,5	1,8	%	1,5	1,8	%	1,5	1,8	%	1,5	1,8	%	1,5	1,8	%	1,5	1,8
3,0	3,2	48	57,6	3,75	55,5	66,6	—	—	—	—	—	—	—	—	—	2,85	42,7	51,3
3,5	3,0	45	54,0	3,3	49,5	59,4	—	—	—	—	—	—	3,2	48	57,6	2,90	43,5	52,2
4,0	3,25	50	58,5	3,4	51,0	61,2	—	—	—	—	—	—	3,35	50,2	60,3	2,95	44,2	53,1
4,5	3,5	52,5	63	3,4	51,0	61,2	—	—	—	3,6	54	64,8	3,5	52,5	63	3,35	50,2	60,3
5,0	4,0	60	72	3,25	49	58,5	3,75	56,2	67,5	3,6	54	64,8	3,65	54,7	65,7	3,25	48,7	58,5
5,5	—	—	—	3,5	52,5	63,0	3,60	54,0	64,8	3,6	54	64,8	3,75	56,2	67,5	—	—	—
6,0	—	—	—	3,75	56,2	67,5	3,90	58,5	70,2	3,3	49,5	59,4	—	—	—	—	—	—
6,5	—	—	—	3,85	57,7	69,3	4,15	62,2	76,7	—	—	—	—	—	—	—	—	—
7,0	—	—	—	4,15	62,2	74,7	4,35	65,5	78,3	—	—	—	—	—	—	—	—	—
7,5	—	—	—	4,5	67,5	81,0	4,50	67,5	81,0	—	—	—	—	—	—	—	—	—
8,0	—	—	—	—	—	—	4,50	67,5	81,0	—	—	—	—	—	—	—	—	—

3. die Laktation auf das Fett-Eiweiß-Verhältnis insofern von Einfluß ist, als bei den Kühen bis 6 Wochen nach der Geburt dasselbe ein engeres ist wie die übrige Zeit, während gegen Ende der Laktation wiederum ähnliche Verhältnisse vorzuliegen scheinen, wie zum Beginn derselben.

4. einem bestimmten Fettgehalt ein rassenmäßig verschiedener Eiweißgehalt entspricht.

Diesen gefundenen Verhältnissen Rechnung tragend, erscheint es aus Gründen einer Eiweißökonomie notwendig, *auch in Deutschland die Milcheiweißausscheidung als Grundlage für die Futtereiweißberechnung zu nehmen,* damit bei niedriger Eiweißausscheidung auch die Futtereiweißmenge verringert, bei höherem Eiweißgehalt aber erhöht werden kann. Wenn bei den vorliegenden Untersuchungen die Bestimmung des Gesamt-Eiweißes in der Milch mit der klassischen Kjeldahl-Methode vorgenommen wurde, so zeigten in letzter Zeit durchgeführte Untersuchungen mit der von KOFRANYI [6] angegebenen Schnell-Eiweiß-Bestimmungsmethode, daß diese innerhalb verhältnismäßig kurzer Zeit ($^1/_2$ Stunde für Doppelbestimmungen) für den vorliegenden Zweck genügend genaue Resultate ergibt.

Zur Gewinnung genügender Unterlagen wären weitere Untersuchungen bei den verschiedenen Rassen erwünscht.

Schrifttum

1 BLEYER zit. n. WEIGMANN, Lehrbuch d. Milchwirtsch. 7. Aufl. Berlin 1933.
2 BLEYER u. KALLMANN, Biochem. Ztschr. 153. 459. 1924.
3 BUTZ, Fütterungslehre, Hannover 1947.
4 JÖRGENSEN, Verh. int. milchw. Kongr. Kopenhagen, 1931.
5 KLIMMER u. SCHÖNBERG, Milchkunde, 5. Aufl. Berlin 1947.
6 KOFRANYI, Milchwissenschaft, 4. 51. 1950.
7 KREBS, Züchtungskunde, 21. 155. 1950.
8 KRIZENECKY, J., Ztschr. Tierzücht. u. Züchtungsbiol. 55. 101. 1943.
9 LEYDOLPH u. ULRICH, Der Tierzüchter, 2. 642. 1950.
10 NESENI, R., u. KÖRPRICH, Milchwissenschaft, 1947.
11 J. SCHMIDT, Züchtungskunde, 20. 35. 1948.
12 VOGEL, ebenda 22. 13. 1950.
13 WERNER, A., Richtig füttern, Berlin 1949, 62.
14 ZEILER, Katechismus d. Milchwirt. 8. Aufl. Stuttgart 1950.

Aus dem Institut für Tierernährung der Landw. Hochschule Hohenheim
(Direktor Prof. Dr. Dr. W. WÖHLBIER)

W. WÖHLBIER und L. NECKERMANN

DER NÄHRWERT VON KARTOFFELFLOCKEN UND PRESS-KARTOFFELN, NACH VERSUCHEN AN SCHWEINEN*

Von unserem Institut wurden auf Wunsch der Württ. landwirtschaftlichen Zentralgenossenschaft Versuche mit Schweinen durchgeführt, welche zur Beantwortung einer Reihe von Fragen über eine zweckmäßige und möglichst wirtschaftliche Konservierung der Frischkartoffeln durch Trocknung dienen sollten.

Zur Verwendung gelangten in diesen Versuchen zwei mit verschiedenen Trocknungsmethoden gewonnene Kartoffelprodukte und zwar einmal die bekannten Kartoffelflocken und zweitens sog. Preßkartoffeln, deren Herstellungsweisen nachfolgend kurz beschrieben werden.

Herstellung von Kartoffelflocken:

Die mechanisch gewaschenen Kartoffeln gelangen auf einem Transportband in die mit 0,5 atü Dampfdruck beschickte Dämpfanlage. Gar und gequetscht werden sie mit Hilfe von mehreren hintereinander angeordneten Druckwalzen auf zwei große, mit etwa 7,5—8,5 atü von innen dampfbeheizten Walzen in einem papierdünnen Film aufgetragen. Auf dem Wege einer halben Umdrehung der großen Walzen erfolgt die Trocknung, der trockene Kartoffelfilm wird durch große, längsseits der Walze geführte Schaber abgenommen und durch eine Dornwalze flockenartig zerkleinert. Bei dem kontinuierlichen Trocknungsvorgang fließt das Dämpfwasser mittels Auffangeinrichtungen laufend ab.

Herstellung von Preßkartoffeln:

Mit Hilfe einer Zerkleinerungsmaschine erfolgt die Zerkleinerung der mechanisch gewaschenen Kartoffeln zu Brei, welcher in einer Obstpresse mit etwa 300—600 atü Druck ausgepreßt wird. Der abfließende und in großen Bottichen aufgefangene Saft muß 1—2 Tage stehen bleiben. Der sich hier inzwischen noch absetzende Anteil, vorwiegend Stärke, wird nach Abhebern und Fortgießen des überstehenden Wassers den abgepreßten Kartoffeln beigemischt. Nach Zerkleinerung der kuchen- und klumpenartigen Masse durch einen Zerreißwolf und nach Trocknung im Trommeltrockner erhält man das als Preßkartoffel bezeichnete Endprodukt.

Die Verarbeitungskosten für Kartoffelflocken sind etwas höher als bei Preßkartoffeln. Der wirtschaftliche Vorteil der Verarbeitung zu Preßkartoffeln wird vor allem darin erblickt, daß man in Gegenden ohne Kartoffelflockenfabriken doch in der Lage ist, ohne große Transportkosten Kartoffeln zu trocknen, um sie praktisch unbegrenzt aufbewahren zu können. Da außerdem die Zahl der Obstverwertungsbetriebe ziemlich groß ist, bietet sich hier eine

* Eine vorläufige Mitteilung erschien bereits in den Mitt. f. d. Landwirtschaft.

Möglichkeit, ohne große Investitionen eine Trocknung der Kartoffeln in größerem Umfang durchzuführen. Die Kernfrage bei diesem Problem bildet die Eignung dieses so gewonnenen Trockenprodukts als Futtermittel gegenüber dem Futterwert der Kartoffelflocken.

An Hand des durchgeführten *Mastversuchs mit Schweinen* wollten wir ein Bild über die Eignung der Preßkartoffel als Mastfuttermittel gewinnen, während die *Stoffwechselversuche zur Ermittlung der Verdaulichkeit* der beiden Trocknungsprodukte dienen sollten. Die Anregung dazu gaben Beobachtungen aus der Praxis über befriedigende Resultate bei der Verfütterung von Preßkartoffeln.

Mastversuche mit Schweinen

Die 16 Tiere, die zu je 8 eine Gruppe bildeten, gehörten der F_2-Generation einer Kreuzung zwischen engl. Saddleback (Vater) und Schwäbisch-hällischen Schweinen (Mutter) an. Ihre Verteilung erfolgte in der Weise, daß in jeder Gruppe die gleiche Anzahl Geschwistertiere, männlicher und weiblicher Tiere sowie das gleiche Durchschnittsgewicht zu verzeichnen war. Alle Tiere waren kastriert und wurden im Alter von etwa 8 Wochen am 25. 1. 51 durch das Institut übernommen.

Bis 3. Februar erhielten die Tiere das gleiche Futter wie beim Züchter. Vom 4. bis 7. Februar erfolgte die Umstellung auf Versuchsfütterung (2 mal Fütterung täglich, morgens 8 Uhr, abends 17.30 Uhr, Darreichung des Futters in feucht-krümeligem Zustand, frisches Wasser in gesondertem, glasierten Tontrog vor der Fütterung). Die Stallbedingungen waren für beide Gruppen gleich.

Versuchsplan

Die Tiere wurden, entsprechend dem LEHMANNschen Schnellmastverfahren, bis zu einem Gewicht von etwa durchschnittlich 110 kg gefüttert. Beide Gruppen erhielten das gleiche Grundfutter und zwar Eiweißkonzentrat, Gerstenschrot und Futterkalk. Dazu bekam die eine Gruppe *Kartoffelflocken* bis zur Sättigung, während die andere Gruppe *Preßkartoffeln* ebenfalls bis zur Sättigung erhielt.

Es ergab sich somit folgende Gruppeneinteilung:

Gruppe I. Kartoffelflockengruppe: Grundfutter: Eiweißkonzentrat, Gerstenschrot und Futterkalk, dazu Kartoffelflocken zur Sättigung.

Gruppe II. Preßkartoffelgruppe: Grundfutter: wie Gruppe I, dazu Preßkartoffeln zur Sättigung.

Verabreichung der Futtermittel.

Dem Futter wurde Wasser mit etwa 30° C (handwarm) beigegeben und zwar bei der

a) Kartoffelflockengruppe auf 1 kg Futtermischung 3 l Wasser.
b) Preßkartoffelgruppe auf 1 kg Futtermischung 2,5 l Wasser.

Die Preßkartoffeln weichte man etwa einen halben Tag vor der nächsten Fütterung im Verhältnis Preßkartoffel zu Wasser wie 1 : 2 ein. Reste blieben nur selten — und dabei relativ häufiger bei den mit Preßkartoffeln gefütterten Tieren — zurück und wurden dann der neuen Ration beigemischt, so daß sich das Zurückwiegen und Rückanalysen erübrigten.

Die Futtermittel im Mastversuch

1. Eiweißkonzentrat B.

Zur Verfütterung gelangten Eiweißkonzentrat B I (1. Lieferung) vom 12. 2. bis 22. 5. 51 und Eiweißkonzentrat B II (2. Lieferung) vom 23. 5. 51 bis Ende der Mastzeit beider Gruppen von gleicher Zusammensetzung.

Dieselbe war: 20% Dorschmehl
20% Fischmehl
20% Sojaschrot, gemahlen
20% Fleischmehl, beste Qualität
10% Futterknochenschrot
10% Trockenhefe.

Vom 12. 2. bis 23. 3. 51 wurden je Tier und Tag in beiden Gruppen 300 g Eiweißkonzentrat gegeben. Die schlechte Futteraufnahme der Preßkartoffelgruppe erforderte eine Erhöhung der Eiweißkonzentratgabe um 100 g auf 400 g je Tier und Tag, um zu erreichen, daß in der gesamten Futterration das Tier im Durchschnitt 230 bis 250 g verd. Eiweiß zur Verfügung hatte. 400 g Eiweißkonzentrat wurden in der Zeit vom 24. 3. bis 12. 4. 51 pro Tier und Tag beiden Gruppen gereicht. Krankheitserscheinungen (siehe a. a. O.) bei der Preßkartoffelgruppe veranlaßten die Beifütterung von Waldhof-Futterhefe und zwar 20 g je Tier und Tag. Die Eiweißkonzentratgabe wurde um diese 20 g gekürzt, so daß in der Zeit vom 13. 4. bis 22. 6. 51 380 g je Tier und Tag den Tieren in beiden Gruppen gereicht wurden. Den Tieren der Preßkartoffelgruppe, welche 35 Tage länger zum Erreichen des Endgewichtes benötigten, wurde in der Zeit vom 23. 6. bis 27. 7. 51 je Tier und Tag 400 g gegeben.

2. Gerstenschrot.

Während der ganzen Mastzeit erhielten beide Gruppen je Tier und Tag 700 g. Vom 12. 2. bis 11. 6. 51 wurde Gerstenschrot I, vom 12. 6. bis Ende der Mast Gerstenschrot II gefüttert (2 Lieferungen).

3. Waldhof-Futterhefe.

An die Tiere beider Gruppen wurden in der Zeit vom 13. 4. bis 22. 6. 51 von dieser Hefe je Tier und Tag 20 g verfüttert.

Die folgende Übersicht (Tabelle 1) vergleicht den Futteraufwand für die beiden Mastgruppen und enthält die Relativzahlen bei Umrechnung auf 100 kg Gewichtszunahme.

Außerdem wurden gefüttert

I. an alle Tiere:

1. während der ganzen Versuchsdauer Wasser zur beliebigen Aufnahme, gereicht morgens und abends vor der Fütterung in einem glasierten Tontrog. Die Tiere nahmen relativ wenig Wasser auf.

Tabelle 1. *Mastversuch an Schweinen*
Tatsächlicher Futteraufwand und Bedarf bei Umrechnung auf 100 kg Gewichtszunahme

Futtermittel	Kartoffel-flockengruppe kg	Preßkartoffel-gruppe kg	umgerechnet auf 100 kg Gewichtszunahme	
			Flocken-gruppe kg	Preßkartoffel-gruppe kg
Eiweißkonzentrat B . .	46,98	60,98	53,24	70,92
Gerstenschrot	91,70	116,2	103,93	135,13
Waldhof-Futterhefe . .	1,42	1,42	1,61	1,65
Kartoffelflocken	242,7	—	275,04	—
Preßkartoffeln	—	211,26	—	245,68
Gelita-Kalk	2,62	3,32	2,969	3,86
Futterkohle	1,97	—	2,23	—
Vitamin A (Pulver) . . .	—	5,81 g	—	6,76 g

2. Tiervigantol der Fa. Bayer, Leverkusen (reines D-Vitamin in öliger Lösung).
   12. 2. bis 13. 3. 51 beide Gruppen je Tier und Tag 3 Tropfen
   14. 3. bis 2. 4. 51 beide Gruppen je Tier und 2. Tag 3 Tropfen.
   Das Vigantol wurde dem für die Futterzubereitung benötigten Wasser beigemischt.
3. Gelita-Kalk: Beide Gruppen je Tier und Tag 20 g vom 12. 2. bis 28. 5. 51. (Zusammensetzung: 20% $CaHPO_4$ + 80% $CaCO_3$.)
4. Während der ganzen Versuchsdauer eine geringe Menge Spreu täglich an beide Gruppen.

II. an die Flockengruppe:

Futterkohle, Körnung „Lorch" Nr. 13, ab 3. 4. 51 bis Abschluß der Mast je Tier und Tag 15 g, dem Futter beigemischt.

III. an die Preßkartoffelgruppe:

Vitaminpräparat A (80 000 J.E./g von der Deutschen Hoffmann-La Roche A.-G. Grenzach-Baden)
6. 4. 51 bis 21. 7. 51 je Tier und Tag 0,035 g in Wasser aufgelöst und dem Futter beigemischt.

Nährstoffgehalt und Nährstoffbedarf

Alle Futtermittel wurden nach dem Weender Untersuchungsverfahren auf ihren Rohnährstoffgehalt untersucht. Die Ergebnisse finden sich in Tabelle 2. Die in den Futtermitteln enthaltenen Mengen an verdaulichem Eiweiß sowie die darin enthaltenen Stärkeeinheiten (Stärkewert) werden ebenfalls in dieser Tabelle angegeben. Dabei wurde von den Rohnährstoffanalysen ausgegangen und die Verdauungskoeffizienten nach den Tabellenwerten von KELLNER-FINGERLING eingesetzt. Für Kartoffelflocken und Preßkartoffeln wurden dagegen die in den später beschriebenen Verdauungsversuchen bestimmten *Verdauungsquotienten* benutzt (Tabelle 3).

Tabelle 2. *Chemische Zusammensetzung und Nährwert der in den Mast- und Verdauungsversuchen verabreichten Futtermittel in 100 Teilen Trockensubstanz*

	Eiweiß-konzentrat B I %	Eiweiß-konzentrat B II %	Gersten-schrot I %	Gersten-schrot II %	Waldhof-Futterhefe %	Kartoffel-flocken %	Preß-kart. %
Organische Substanz	76,21	73,23	97,13	96,87	90,12	95,42	97,26
Rohprotein	52,5	51,66	13,28	13,52	56,94	7,86	3,42
Reineiweiß	45,65	42,97	12,86	12,89	51,38	5,64	2,66
Rohfett	6,78	6,01	2,20	1,91	1,01	0,32	0,57
N-freie Extrakt-Stoffe	14,89	13,40	76,42	75,56	27,53	84,6	90,62
Rohfaser	2,04	2,16	5,24	5,88	4,64	2,64	2,95
Rohasche	23,79	26,77	2,87	3,13	9,88	4,58	2,74
Trockensubstanz im Frischmaterial .	88,95	90,43	83,74	85,7	84,25	83,39	86,72
Verdaul. Reineiweis kg i. 100 kg Futterm.	35,00	33,26	8,21	8,38	39,45	2,96	—
Stärkewert in 100 kg Futter . .	56,74	53,09	65,58	66,29	59,12	74,02	78,19

Tabelle 3. *Verdauungswerte der Futtermittel*

Futtermittel	Roh-protein	N-freie Extrakt-Stoffe	Rohfaser	Rohfett
Eiweißkonzentrat B I und II	88	95	52	71
Gerstenschrot I und II . . .	77	89	12	44
Waldhof-Futterhefe	92	95	—	—
Kartoffelflocken	73	98	85	43
Preßkartoffeln	—	97	77	—

Der Verbrauch an Stärkewert-E und verdaulichem Eiweiß betrug für 100 kg Gewichtszunahme
bei der Flockengruppe 303 StE und 36,3 kg verd. Eiweiß,
bei der Preßkartoffelgruppe 322 StE und 37,0 kg verd. Eiweiß.

Die längere Mastdauer der Preßkartoffelgruppe hatte also einen höheren Nährstoffaufwand zur Folge.

Futterkosten

Es wurden bei dieser Berechnung Verbraucherpreise von März/April 1951 zu Grunde gelegt. Die Preise für Kartoffelflocken bzw. Preßkartoffeln dürften für den Bauern, der seine Kartoffeln zu diesen Produkten verarbeiten läßt, ohne Fracht bei normalen Kartoffelpreisen niedriger sein. Der Preis von DM 26,40 für 100 kg Gelita-Kalk ist bezogen auf 50 kg Packung. Von Vitaminpräparat A (Premix A) kosten 100 g DM 7,28 bei einem Gehalt von 80 000 J.E./g (Preis bei Abgabe dieses Vitaminpräparates an die Futtermittelindustrie laut Mitteilung vom Hersteller vom 27. 8. 51).

Die Futterkosten für die Preßkartoffelgruppe liegen um DM 10,87 je 100 kg Gewichtszunahme höher als für die Kartoffelflockengruppe. Auffal-

Tabelle 4. *Futtermittelkosten für 100 kg Gewichtszunahme*

Futtermittel	Preis für 100 kg DM	Aufwendungen für die Flockengruppe DM	Aufwendungen für die Preßkartoffelgruppe DM
Eiweißkonzentrat B	66,00	35,14	46,81
Gerstenschrot	50,00	51,96	67,56
Kartoffelflocken	42,00	115,52	—
Preßkartoffeln	40,00	—	98,27
Waldhof-Futterhefe	98,00	2,91	3,78
Gelita Kalk	26,40	0,78	1,02
Futterkohle	34,00	0,76	—
Vitamin A (Pulver) 100 g	(7,28)	—	0,50
		zus. 207,07	zus. 217,94

lend ist die hohe Gesamtsumme, die auf die stark angestiegenen Futtermittelpreise zurückzuführen ist. Es darf dabei nicht übersehen werden, daß die Unkosten für Ferkelkauf, Pflege und Wartung sowie Stallkosten, Versicherung usw. nicht in diesen Preisen enthalten sind.

Allgemeine Beobachtungen bei den Mastgruppen

1. Kartoffelflockengruppe:

Die Futteraufnahme stieg stetig langsam an. Reste sind in kleinen Mengen ca. 5 mal (während der Mastzeit) zurückgeblieben; sie wurden der frischen Ration bei der folgenden Fütterung beigemischt. Die Fütterung war leicht und bequem zu bewerkstelligen. Futterkohle mußte der Futtermischung stets beigegeben werden, da die Flocken leicht säuern und so Durchfall hervorrufen können. Im Sommer ist besondere Vorsicht am Platze. Besonderes Augenmerk ist zu richten auf unbedingt sorgsame Reinigung des Futtertroges, damit kleinste Reste des Futters entfernt werden. Die Tiere zeigten stets bei der Fütterung einen gesunden Appetit und waren immer vollzählig am Trog. Nach dem Fressen legten sie sich schnell zur Ruhe.

2. Preßkartoffelgruppe:

Man hatte den Eindruck, als ob das Futter in der gereichten Form den Tieren zu schwer war. Wohl sprangen alle Tiere bei der Fütterung zum Trog, wichen aber zum Teil schon nach auffallend kurzer Zeit zurück und suchten in der Einstreu umher. Sie kehrten später zum Trog zurück und fraßen erneut, aber ohne besonderen Drang. Ganz offensichtlich schmeckten den Schweinen die Preßkartoffeln weniger gut als die Kartoffelflocken, deshalb auch die unregelmäßige und schlechte Futteraufnahme. Die Tiere waren lebhafter und unruhiger als die Flockentiere. Der Kot dieser Tiere hatte einen sehr unangenehmen Geruch.

Dieses Bild in der Futteraufnahme und im Verhalten änderte sich etwa 7 Wochen nach Mastbeginn sehr schnell, innerhalb von 14 Tagen. Die Tiere zeigten nach kurzem Fressen ein deutlich zunehmend müdes Benehmen und legten sich sofort und gesondert zur Ruhe. Sie lagen regungslos da (Eindruck eines krankhaften Zustandes). Nach etwa 14 tägiger Zufütterung von Vitamin A trat eine allmähliche Besserung ein. Diese Entwicklung dauerte erfreulicherweise an, und nach etwa 4 Wochen waren die Tiere wieder gesund und frisch. Einwandfrei konnte festgestellt werden, daß eine feinere Mahlung der Preßkartoffeln von Vorteil ist.

Als wesentliche Ursache für die schlechte Futteraufnahme ist der Geschmack des Trockengutes anzusehen. Es schmeckt noch deutlich nach rohen Kartoffeln. Eine nachteilige Geschmacksbeeinflussung rufen die bei der Trocknung verkohlten Teilchen hervor (kein Durchfall in dieser Gruppe beobachtet!). Das Wasseransaugvermögen ist nicht so gut wie bei den Flocken. Die Futtermischung wurde gut warm und fast trocken am besten aufgenommen. Häufig blieben kleine Reste im Trog.

Beobachtungen über Gesundheitsstörungen

1. Kartoffelflockengruppe:

Abgesehen von Tier Nr. 18 mit häufigem Durchfall, läßt sich sagen, daß in dieser Gruppe keine nennenswerten Gesundheitsstörungen aufgetreten sind und die beobachteten Indispositionen nur von zufälliger und schnell vorübergehender Art waren.

2. Preßkartoffelgruppe:

Leichte und schnell vergangene Krankheiten wie schwacher Husten, Verschleimung, Eiterabsceß traten ähnlich wie bei der Flockengruppe auch hier auf. An 2 Tieren wurden jedoch Krankheitserscheinungen ganz eigener Art beobachtet, deren Schilderung von Interesse ist.

> Das Tier stößt einen unnormalen Schrei aus und fällt bewußtlos um. Der ganze Körper verkrampft sich und wird steif. Das Schwein streckt die Beine nach vorn und hinten aus, verdreht die Augen und sperrt den Rüssel auf (kein Schaum, kein Schreien). Den ganzen Körper erfaßt ein heftiges Zittern, und plötzlich liegt es still. Die verkrampfte Spannung löst sich nur allmählich, schließlich wälzt es sich von der einen Seite auf die andere und versuchte, auf die Beine zu kommen. Dies gelingt ihm nur schwer, und wackelnd, mit steifen Beinen, dreht es sich etwa 15 mal rechts im Kreise. Schließlich verharrt es mit gespreizten Beinen und mit gesenktem Kopf in bewegungsloser Stellung. Vielfach kann man dann ein anomal heftiges Wühlen in der Einstreu beobachten. Die Futteraufnahme ist sehr schlecht und unregelmäßig.

Hier war also eine Störung des Stoffwechsels zu beobachten. Einige Tiere zeigten die Symptome weniger stark, andere dagegen mehr. Das Tier Nr. 17 konnte nicht mehr geheilt werden. Es hatte ganz einwandfrei Xerophthalmie, wobei das eine Auge völlig zerstört und das andere auch sehr stark in Mitleidenschaft gezogen wurde. Es mußte, weil die Zufütterung von Vitamin A keine Heilung mehr brachte, notgeschlachtet werden. Auch Tier 4 blieb in der Entwicklung so stark zurück, daß es aus dem Versuch ausgeschieden werden mußte. Nach einer Umstellung auf Kartoffelflockenfütterung erholte es sich so gut, daß es ein normales Schlachtgewicht erreichte. Durch Beigabe von Vitamin A zum Futter konnten die — auch bei den übrigen Tieren deutlich zu beobachtenden A-Mangelerscheinungen — bald behoben werden.

Die Gewichtszunahmen

Das Gewicht der Tiere wurde zu Beginn und am Ende der Versuche durch Wägungen an drei aufeinanderfolgenden Tagen genau bestimmt; außerdem erfolgte alle 10 Tage eine Bestimmung des Gewichts. Die Zunahmen sind in beiden Gruppen sehr gleichmäßig verlaufen. Die Kartoffelflockengruppe erreichte das Endgewicht mit durchschnittlich 113,9 kg nach 131 Tagen Mastzeit, während die Preßkartoffelgruppe das Endgewicht von durchschnittlich 112,5 kg erst nach 166 Tagen aufwies. Die Preßkartoffelgruppe mußte also, um auf das annähernd gleiche Gewicht zu kommen, 35 Tage länger gefüttert werden. Die täglichen Gewichtszunahmen, die bei der Kartoffelgruppe im Durchschnitt 674 g betrugen, waren bei der Preßkartoffelgruppe dementsprechend nur 518 g. Diese Zahlen zeigen, daß unter praktischen Verhältnissen die Preßkartoffeln noch einigermaßen befriedigende Ergebnisse erzielen lassen und daß man ihre geringere Mastwirkung nur dann erkennen kann, wenn man gleichzeitig eine Kartoffelflockengruppe daneben füttert. In der Kartoffelflockengruppe war die Entwicklung aller Einzeltiere eine absolut gleichmäßige. Bei den Preßkartoffeltieren mußte Tier Nr. 17 nach 70 Tagen notgeschlachtet und Tier Nr. 4 nach 100 Tagen ausgeschieden werden. Die Entwicklung der übrigen 6 Tiere in der Preßkartoffelgruppe zeigte eine nicht so gute Ausgeglichenheit wie die Flockengruppe. Ein weiterer Beweis dafür, daß die Preßkartoffeln in ihrer Mastwirkung den Kartoffelflocken unterlegen sind.

Tabelle 5 gibt ein Bild über die erzielten Gewichtszunahmen.

Tabelle 5. *Die Durchschnitts-Gewichtszunahmen in den Mastgruppen*

	Kartoffelflockengruppe kg	Preßkartoffelgruppe kg
Anfangsgewicht im ∅	25,68	26,51
Gewicht nach 131 Tagen . . .	113,92	92,95
Gewicht nach 166 Tagen . . .	—	112,50
∅ Tageszunahmen in 131 Tagen	674 g	507 g
∅ Tageszunahmen in 166 Tagen		518 g

Die Schlachtergebnisse.

Bei der Schlachtung auf dem städtischen Schlachthof in Stuttgart (24 Stunden vorher letzte Futtergabe) wurde der Schlachtverlust, die Qualität des Fleisches und das Verhältnis Fleisch zu Fett bestimmt. Der Schlachtverlust bei den Kartoffelflockentieren von 16,6% war im Vergleich zu dem von 21,8% bei den Preßkartoffelschweinen gering. Die stärkere Füllung der Eingeweide bei den letzteren wies auf ein langsameres Durchlaufen im Verdauungskanal hin und zeigte also die weniger leichte Verdaulichkeit und geringere Bekömmlichkeit. Dieser Umstand führte auch dazu, daß die Preise für die Schweine der beiden Gruppen verschieden ausfielen. Während für die Kartoffelflockenschweine zu dem Preis der Schlachtwertklasse a noch ein Aufschlag gezahlt wurde, erreichte man für die Preßkartoffelschweine kaum den Marktpreis. Eine zahlenmäßige Berechnung des Unterschieds konnte infolge der weit auseinanderliegenden Schlachttage der beiden Gruppen und des damit wechselnden Marktpreises nicht erfolgen.

Die Beurteilung der Schlachtware beider Gruppen zeigte folgende Ergebnisse:

1. Kartoffelflockengruppe:

   Bauchlappen schwach durchwachsen, überwiegend fett; Fleischfarbe gut, Fleisch trocken, von 2 Schweinen etwas feucht; Fleischgeschmack gut; keine kranken Organe. Verhältnis Fett zu Magerfleisch = 1 : 4,2.

2. Preßkartoffelgruppe:

   Bauchlappen sehr fett, Fleischfarbe sehr schlecht (Ausnahme 2 Tiere), Fleisch bei allen Tieren naß, Geschmack nicht überzeugend; Hinterschenkel wenig fleischig, vorderer Kamm fleischiger und stark ausgeprägt; Rückenspeck im Verhältnis zum Bauchspeck übermäßig stark; Kotelettbildung relativ schwach. Leber bei allen Tieren sehr stark vergrößert, die Gedärme sehr stark ausgebildet und ausgeweitet. Viel Darminhalt und davon nur wenig aufgeschlossen. Organe bei allen Tieren gesund; ein Tier leichte Bauchfellentzündung. Verhältnis Fett zu Magerfleisch = 1 : 3,9.

Verdauungsversuche mit Kartoffelflocken und Preßkartoffeln

Problemstellung.

Um eine genaue Beurteilung des Futterwertes eines Futtermittels zu erhalten, ist die Bestimmung der Verdaulichkeit desselben durch Tierversuche unbedingt notwendig. Zu diesem Zweck wurden mit 2 Schweinen der gleichen Abstammung, wie sie im Mastversuch benutzt wurden, Stoffwechselversuche in der bekannten Weise durchgeführt. Es erfolgte die quantitative Betimmung der Futteraufnahme und Kotausscheidung und die Ermittlung der Nährstoffe durch Analysen. Diese Versuche ermöglichten es also, den Unterschied in der Verdaulichkeit der beiden Futtermittel und den Umfang desselben festzustellen. Gleichzeitig sollte dabei die Frage der besseren Verdaulichkeit der Preßkartoffeln in kalter oder angebrühter Form geklärt werden.

Versuchsplan.

Zunächst mußte die Verdaulichkeit eines Grundfutters bestimmt werden, das aus Gerstenschrot und Eiweißkonzentrat bestand. Es wurden hierfür dieselben Futtermittel benutzt wie im Mastversuch. In weiteren Versuchen wurde dann die Grundfutterration gekürzt und das Versuchsfutter (d. h. also Kartoffelflocken bzw. Preßkartoffeln) zugelegt und auch wieder die Verdaulichkeit geprüft. Durch Differenzrechnung konnte dann die Verdaulichkeit der Versuchsfuttermittel errechnet werden. Somit ergab sich folgende Reihe von Versuchen (Tabelle 6).

Tabelle 6. *Die Tagesrationen in den Verdauungsversuchen*

Versuche	Eiweiß-konzentrat B I g	Gersten-schrot I g	Kartoffel-flocken g	Preß-kartoffeln g
Versuch I	600	900	—	—
Versuch II	300	450	1000	—
Versuch III	300	450	—	500 (kalt)
Versuch IV	300	450	—	500 (überbrüht)
Versuch V	600	900	—	—

Aus Versuch I ergab sich für Schwein 1 eine Kotausscheidung von 338,1 g Trockenmasse täglich (im 10 tägigen Durchschnitt) und für Schwein 2 312,4 g. Der Unterschied betrug also 25,7 g. Diese Differenz ist bei Tierversuchen nicht gerade groß, aber da die übrigen Versuche wesentlich besser ausfielen, wurde Versuch I noch einmal mit Versuch V wiederholt. In diesem Versuch waren die Kotausscheidungen an Trockenmasse 326,1 g und 321,6 g, lagen also sehr gut nebeneinander und entsprachen im Mittel dem Durchschnittsergebnis des Versuches I genau, so daß aus allen 4 Ergebnissen der Versuche I und V das Mittel für die Verdaulichkeit des Grundfutters errechnet werden konnte.

Die Unterschiede zwischen den beiden Vergleichstieren in der Ausscheidung an Kottrockensubstanz betrug täglich im Versuch II 0,5 g, im Versuch III 3,2 g, im Versuch IV 1,6 g und waren somit als sehr gut übereinstimmend anzusehen.

Besprechung der Versuchsergebnisse

Die in den Versuchen gefundenen *Verdauungskoeffizienten* für Kartoffelflocken, Preßkartoffeln kalt bzw. aufgebrüht sind in der Tabelle 7 zusammengestellt.

Tabelle 7. *Durchschnittliche Verdauungskoeffizienten für Kartoffelflocken und Preßkartoffeln*

Futtermittel	Org. Maße	Roh-protein	Rein-eiweiß	Roh-fett	N-freie Extr.-stoffe	Roh-faser	Roh-asche
Kartoffelflocken	96	73	67	43	98	85	92
Preßkartoffeln (kalt) . . .	92	—	—	—	97	77	79
Preßkartoffeln (überbrüht) .	96	55	56	(30) *	99	69	80

* Dieses Ergebnis wurde nur bei einem Schwein gefunden.

Daraus gehen nun einige sehr interessante Ergebnisse hervor:

1. Die Kartoffelflocken liefern mehr verdauliche Nährstoffe als die Preßkartoffeln, wenn auch der Unterschied nicht sehr groß ist.

2. Der wichtigste Nährstoff, die Stärke, wird bei beiden gleich gut verdaut, wobei es gleichgültig ist, ob die Preßkartoffeln kalt oder angebrüht verfüttert werden, was aus den Verdauungskoeffizienten für die N-freien Extraktstoffe hervorgeht.
3. Die Verdaulichkeit des Rohproteins bzw. des Reineiweißes ist bei den Preßkartoffeln deutlich schlechter als bei den Kartoffelflocken. Die kalt verfütterten Preßkartoffeln hatten ein für die Schweine völlig unverdauliches Eiweiß, während bei überbrühten Preßkartoffeln nur etwa die Hälfte des Eiweißes verdaut wurde.
4. Die Verdauungskoeffizienten für Rohfett, Rohfaser und Rohasche sind bedeutungslos, weil der Nährstoffgehalt hieran sehr gering ist.
5. Die Verfütterung von überbrühten Preßkartoffeln hat gegenüber den kalt eingeweichten Preßkartoffeln eine günstigere Futteraufnahme zur Folge, was sich auch hinsichtlich der Gewichtszunahme auswirkt (zusätzlich Arbeitskraft- und Brennmaterialkosten!).

Zusammenfassung der Ergebnisse

Die Preßkartoffeln zeigen gegenüber den Kartoffelflocken eine gewisse Unterlegenheit. Dies ist einmal darauf zurückzuführen, daß die Preßkartoffeln nicht so gern gefressen werden wie die Kartoffelflocken. Weiterhin ist besonders nachteilig, daß die Verdaulichkeit des Eiweißes bei den Preßkartoffeln schlechter ist. Werden diese kalt gefüttert, so ist das Eiweiß praktisch unverdaulich. In angebrühtem Zustande ist es nur zu etwa 55% verdaulich gegenüber 73% (bzw. 67%) bei den Kartoffelflocken. Da Kartoffeleiweiß heute als biologisch vollwertig angesehen wird, ist dieser Punkt nicht unwesentlich. Außerdem ergibt sich bei der Verfütterung von Preßkartoffeln sehr bald ein Mangel an Vitamin A. Worauf dieser zurückzuführen ist, läßt sich nicht sicher sagen. An und für sich ist auch in den Kartoffelflocken wenig Vitamin A. Vielleicht haben diese geringen Spuren aber doch genügt, während bei den Preßkartoffeln durch den Trocknungsvorgang die geringen Spuren an Vitamin A restlos zerstört wurden. Durch das Trocknen bzw. durch direkte Heißluft, wird bekanntlich Vitamin A leicht zerstört. Diesem Vitamin A-Mangel der Preßkartoffeln dürfte am einfachsten die Verfütterung von Luzernegrünmehl oder A-Präparaten abhelfen. Zu vermuten wäre auch ein durch den Stoffwechsel der Preßkartoffel bedingter erhöhter Bedarf an Vitamin A. Infolge der geschilderten Mängel ergibt sich bei der Mast eine deutlich geringere Zunahme bei Verwendung von Preßkartoffeen als bei Kartoffel-Flocken, wodurch die Mastdauer verlängert wird. Von wesentlicher Bedeutung ist weiterhin, daß das Schlachtergebnis bei den Kartoffelflockenschweinen bedeutend günstiger ausfiel. Während der Schlachtverlust bei den Kartoffelschweinen im Durchschnitt nur 16,6% betrug, erhöhte er sich bei den Preßkartoffelschweinen auf 21,8%. Auch die Preisbewertung auf dem Schlachthof war bei den Kartoffelflockenschweinen wesentlich besser.

Aus der Zentralforschungsanstalt für Tierzucht, Dummerstorf
(Direktor: Prof. Dr. F. HARING)

F. HARING und R. GRUHN

DER GRÖSSENWUCHS ALS MASSSTAB FÜR WACHSTUMS-RHYTHMUS, FUTTERAUFWAND UND SCHLACHTWERT, UNTERSUCHT AN VERSCHIEDEN GROSSEN KANINCHENRASSEN (1. MITTEILUNG)

1. Einleitung

Der Größenwuchs, oder wie der Tierzüchter sagt, der „Rahmen" ist ein viel umstrittener Begriff, weil er in unmittelbarer Beziehung zu dem absoluten *Futterbedarf* des Tieres und in mittelbarer Beziehung zur relativen *Futterverwertung* steht.

Die Rassenvielzahl in der Kaninchenzucht erstreckt sich nicht nur auf die Farbzüchtungen, sondern auf verschiedene Größenstufen, über deren wirtschaftlichen Wert in Züchterkreisen oft gestritten wird. Die Wirtschaftlichkeit einer Rasse liegt in der Erzeugung von viel Fleisch sowie Größe und Qualität der Felle. Dabei hat der absolute Futteranfall beim kleinen Kaninchenhalter für die Rassenwahl nach Größe und Gewicht die gleiche Bedeutung wie die Fähigkeit der Kaninchenrasse, das mehr oder weniger konzentrierte Futter zu verwerten. Dieses Futterverwertungsvermögen ist in der Großtierzucht das wirtschaftlich wichtigste Leistungszuchtziel.

In der Schweinezucht ist man zu der Erkenntnis gelangt, daß der Begriff der *Futterverwertung* nicht von der bei der Ausschlachtung festzustellenden gebildeten Fleisch- und Fettmenge zu trennen ist. Erst die Kenntnis der Schlachteigenschaften, des Verhältnisses von Fleisch : Fett, schafft die Voraussetzung für die endgültige Bestimmung der physiologischen Futterverwertung. Ein Schwein, welches mehr Fett als Fleisch und damit Kalorien bildet, benötigt einen weitaus größeren Aufwand an Nahrungskalorien und wird daher auch einen höheren Futteraufwand im Mastversuch zeigen.

Mit der Futterverwertung eng verknüpft ist der Entwicklungsrhythmus. Je frühreifer ein Tier ist, je schneller es sein Wachstum abgeschlossen hat, um so schneller sinkt der Produktionsanteil des Futters, und der Bedarf an Erhaltungsfutter steigt, wobei der Fleischansatz ganz zurücktritt und die über den Erhaltungsbedarf aufgenommenen Nährstoffe überwiegend zur Fettbildung benutzt werden. Großwüchsige Fleischschweine (veredeltes Landschwein und Edelschwein) haben bei optimaler Ernährung höchsten Futterverzehr, größte Gewichtszunahme und günstigste Futterverwertung bei hohem Fleisch- und geringem Fettanteil. Diesen stehen die kleinwüchsigen und infolgedessen frühzeitiger verfettenden Schweinetypen, wie z. B. Vertreter der Berkshire-

Rasse, gegenüber, die nur bis zum Gewicht von etwa 70 kg optimale, eiweißreiche Ernährung in guter Zunahme danken, dann aber mit geringerem Verzehr und niedrigerer Zunahme hohen Futteraufwand mit starkem Fettanteil verbinden. Zwischen diesen zwei Extremen gibt es in der Schweinezucht einen mittelgroßwüchsigen, frühreifen Kombinationstyp, wie er in der kleinbäuerlichen Landeszucht als leichtfuttriger Wirtschaftstyp bevorzugt wird.

Diesen drei verschieden großen Typen in der Schweinezucht stellten wir drei gleichfalls *verschieden große Rassen in der Kaninchenzucht* gegenüber, von denen *Großchinchilla* (mit 4,7 kg) und *Schwarzloh* (mit 2,3 kg) die beiden Extreme, *Marburger Feh* (mit 3,2 kg) den Mitteltyp des Größenwuchses vertraten (Abb. 1—3). Durch die Feststellung der Zunahme und des Nährstoffaufwandes bei gleich alten Würfen dieser drei verschieden großen Rassen unter gleichzeitiger Berücksichtigung der Schlachtausbeute an Fleisch und Fett war zu prüfen, ob bei den kleineren Rassen mit einem höheren *Nährstoffaufwand* ein höherer Fettansatz verbunden ist, ob eine Parallele zur Schweinezucht besteht und damit allgemeine Rückschlüsse auf die Großviehzucht gezogen werden können.

Zur Prüfung dieser Frage wurde daher ein *Fütterungsversuch* eingeleitet, in welchem die optimale Entwicklung und der Futter- und Nährstoffaufwand von Großchinchilla mit Feh und Schwarzloh verglichen und einige Tiere anschließend unter genauer Trennung von Fleisch, Fett, Knochen, Abfällen ausgeschlachtet wurden.

Versuche über die *Futterverwertung beim Kaninchen* wurden bereits von FANGAUF und IMMENKAMP in Kiel-Steenbeck[1] durchgeführt. Diese Versuche haben aber — worauf FANGAUF selbst hinweist — den Nachteil gehabt, daß die Tiere im 8-Wochen-Alter von verschiedenen Züchtern gekauft wurden, aus verschieden starken Würfen stammten und somit die Aufzuchtsverhältnisse in der Säugeperiode recht verschieden waren. FANGAUF nahm auch Ausschlachtungen vor und zeigte dabei, daß mit zunehmendem Körpergewicht für die schweren Rassen der prozentische Anteil des Abfalls im Vergleich zu den kleinen und mittelschweren Rassen größer wird.

2. Versuchsanstellung

Der vorliegende *Fütterungsversuch* wurde in zwei Versuchsreihen durchgeführt*. Die *erste Reihe* umfaßte je einen Wurf Großchinchilla, Marburger Feh und Schwarzloh, welche bei fast gleichem Geburtsdatum im *Februar* geboren waren. Auch in der Wurfgröße bestand kein wesentlicher Unterschied, sie betrug für Großchinchilla und Schwarzloh je 6 Junge, für Marburger Feh 5 Junge, so daß die Aufzuchtbedingungen für die Jungtiere durch die außerdem gleiche Fütterungs- und Haltungsweise der Zuchthäsinnen wie der Jungtiere die gleiche war.

Die im Versuch verwandten Rassevertreter wurden nach ihren Gewichten, nicht nach dem Rassenstandard, ausgewählt. Wenn auch Tiere aus den geprüften Würfen sowie deren Eltern auf Kaninchenausstellungen des Saal-

* Die Wägung und Listenführung oblag Frau JOHANNA AGTE.

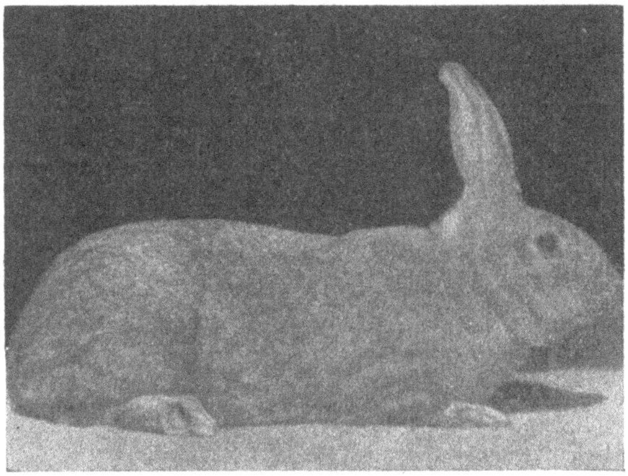

Abb. 1
Groß-Chinchilla;
Gewicht 4,69 kg

(Aufn.: K. Weihnacht)

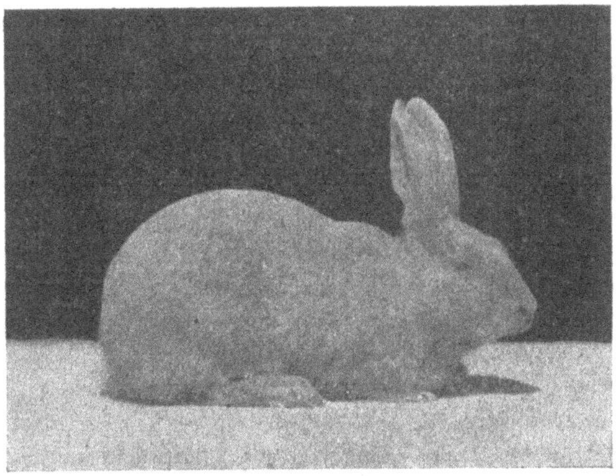

Abb. 2
Marburger Feh;
Gewicht 3,2 kg

(Aufn.: K. Weihnacht)

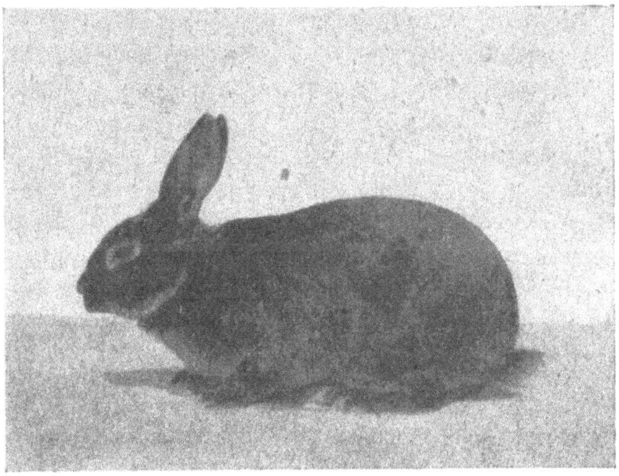

Abb. 3
Schwarzloh;
Gewicht 2,25 kg

(Aufn.: K. Weihnacht)

kreises und in Rostock prämiiert wurden, so unterschieden sie sich doch von dem von JOPPICH [5] aufgestellten *Standard;* die Großchinchilla entsprachen dem Durchschnitt, die Marburger Feh waren extrem groß, die Schwarzloh extrem klein (Tab. 1).

Tabelle 1.

Lebensmonat		1.	2.	3.	4.	5.	6.	7.	10.
Groß-Chin.	Versuch:	565	1384	1999	2738	3246	3590	3996	4369
	JOPPICH:	630	1250	1880	2500	2900	3385	3685	4350
		– 65	+ 134	+ 119	+ 238	+ 346	+ 205	+ 311	+ 19
Marb. Feh	Versuch:	499	1157	1714	2245	2611	2929	3067	3465
	JOPPICH:	400	675	1160	1620	1965	2150	2340	2650
		+ 99	+ 482	+ 554	+ 625	+ 646	+ 779	+ 727	+ 815
Schwarzloh	Versuch:	303	749	1090	1576	1856	2033	2146	2350
	JOPPICH:	390	675	1150	1600	1935	2135	2335	2650
		– 87	+ 74	– 60	– 24	– 79	– 102	– 189	– 300

Der Vergleich zwischen den Rassenvertretern gewinnt durch diese Verschiedenheit der Gewichte hinsichtlich der Frage des Größenwuchses an Bedeutung, ohne daß damit ein Werturteil über die drei Rassen als solche abgegeben werden soll.

Mit der Zuwägung des *Versuchsfutters* wurde am 28. Lebenstag begonnen. Durch eine optimale Fütterung sollten günstigste Entwicklungsmöglichkeiten geschaffen werden, so wie es die Schnellmast bei den Schweinemastleistungsprüfungen bezweckt. Morgens wurden Luzerneheu und Futterrüben verabreicht, abends Wiesenheu, Möhren und Kraftfutter. Das Kraftfutter bestand aus 55% Haferschrot, 30% Trockenschnitzeln, 10% Leinkuchen und 5% Futterkalk (8,18% verdauliches Reineiweiß, 60,43% Gesamtnährstoff). Selbstverständlich wechselte die Fütterung mit der Jahreszeit, Ende April/Mai setzte in erster Linie Grünfütterung ein. Die Jungen wurden mit 56 Tagen abgesetzt und bis zur 21. Lebenswoche in Gruppen, dann einzeln gefüttert.

Die *zweite Versuchsreihe* umfaßte aus denselben Häsinnen je einen Wurf Großchinchilla (Vollgeschwister der 1. Versuchsreihe) und Marburger Feh (Halbgeschwister mütterlicherseits zur 1. Versuchsreihe), welche im Mai geboren waren und im Wurfdatum nur einen Tag auseinanderlagen. Die Wurfgröße betrug für die Großchinchilla 7, für die Marburger Feh 6 Junge, so daß die Aufzuchtbedingungen weitgehend die gleichen waren. Schwarzloh konnten in diese Versuchsreihe nicht erneut einbezogen werden, da der Wurf zu spät fiel und nur 4 Junge betrug, so daß eine Vergleichbarkeit nicht mehr gegeben war. Auch hier wurde optimal gefüttert; entsprechend der Jahreszeit stand die Grünfütterung im Vordergrund, in der Kraftfuttermischung * wurde der

* ab 4. Mai: 65% Hafer, 30% Trockenschnitzel, 5% Futterkalk „Dikra", 6,54% verdaul. Reineiweiß, 59,77% Gesamtnährstoff.
ab 1. Juli: 77,5% Hafer, 20% Trockenschnitzel, 2,5% Futterkalk, 7,19% verdaul. Reineiweiß, 60,68% Gesamtnährstoff.

Leinkuchen durch Haferschrot bzw. Trockenschnitzel ersetzt. Die Jungen wurden mit 70 Tagen abgesetzt, und ab 22. Lebenswoche wurde mit Einzelfütterung begonnen.

3. Wachstumsrhythmus

Die Gewichtsentwicklung der Versuchstiere ist im Durchschnitt jeder Rasse aus den Abb. 4 u. 5 zu ersehen.

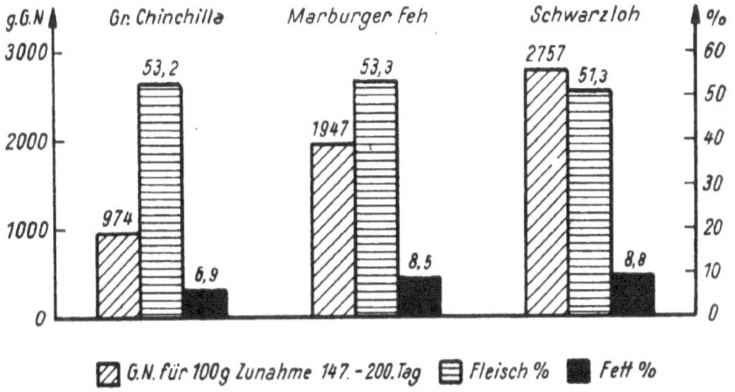

Abb. 4

Die Wachstumskurve für die Marburger Feh und auch Schwarzloh kann in der *1. Versuchsreihe* als annähernd gleichmäßig verlaufend bezeichnet werden. Die Wachstumskurve der Schwarzloh verläuft vom 210. Tag an fast waagerecht, es sind nur noch ganz geringe Zunahmen zu verzeichnen; hier haben sie die Grenze der Wüchsigkeit erreicht und der Futterverzehr dient nicht mehr dem Zuwachs, sondern vorwiegend der Erhaltung, so daß damit die Rentabilitätsgrenze gegeben ist. Die Marburger Feh dagegen nehmen bis zum 280. Tag stetig zu, dann aber fällt die Wachstumskurve, so daß der Wirtschaftlichkeit dieser Rasse von diesem Zeitpunkt an eine Grenze gesetzt zu sein scheint. Die Kurve der Großchinchilla ist dagegen in dem betrachteten Zeitraum ständig im Steigen begriffen. Am 210. Tag erfährt die Gewichtskurve eine Unterbrechung, da ein Tier bereits sein Endgewicht erreicht hatte und ausgeschlachtet wurde.

Die Wachstumsentwicklung der Tiere der *2. Versuchsreihe* ergibt für die Großchinchilla das gleiche Bild wie in der 1. Reihe, etwas ausgeglichener, aber auch ständig im Steigen begriffen. Für die Marburger Feh ergibt sich aber im Vergleich zur 1. Versuchsreihe ein etwas anderes Bild, in dem 1. Wurf war bis zum 280. Tag ein stetes Ansteigen zu beobachten, hier aber verläuft bereits vom 182. Tag an die Gewichtskurve fast waagerecht, so daß die Rentabilitätsgrenze hier bedeutend früher liegt. Die Ursache ist in der durch die

Grünfütterung bedingten eiweißintensiveren Jugendernährung zu suchen. Setzt man das 6-Monatsgewicht in Beziehung zu dem Gewicht der Eltern, dann lassen sich daraus sowohl zwischen den Rassen Unterschiede erkennen, die ein

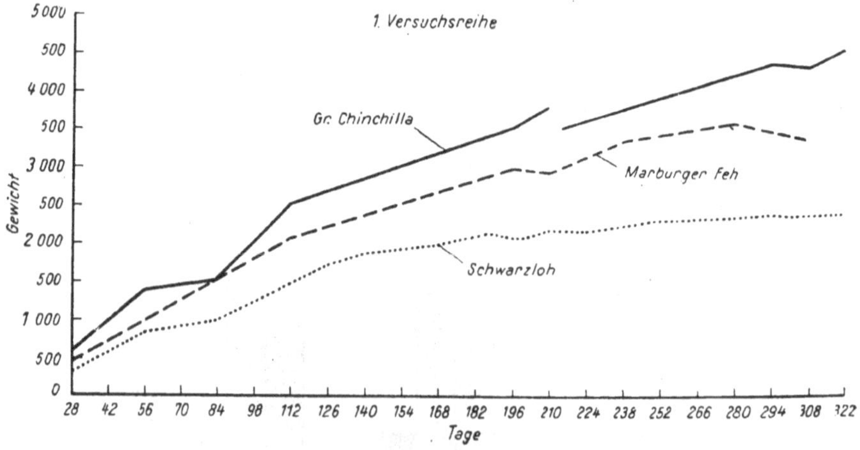

Abb. 5

Beitrag zur Frage der Wirtschaftlichkeit des Größenwuchses liefern, als auch Unterschiede innerhalb der Rassen, die auf die verschiedene Umweltwirkung zurückzuführen sind (Tab. 2).

Tabelle 2.

	1. Versuchsreihe Wurfdatum Februar			2. Versuchsreihe Wurfdatum Mai	
	Groß-chinchilla	Marburger Feh	Schwarz-loh	Groß-chinchilla	Marburger Feh
Muttergewicht kg	4690	3200	2250	4690	3200
182-Tagegewicht je Jungtier kg	3354	2846	2047	3861	3060
in % des Muttergewichts . . .	71,5	88,9	91,0	82,3	95,6

Obwohl also in der 1. Versuchsreihe die Großchinchilla am 182. Tag rd. 500 g mehr wogen als die Marburger Feh und 1300 g mehr als die Schwarzloh. haben die Großchinchilla erst 71% ihres Endgewichtes erreicht, die Schwarzloh dagegen 91%. In der 2. Versuchsreihe ergibt sich für die Großchinchilla und Marburger Feh das gleiche Verhältnis. Auf der anderen Seite erreichten aber nicht nur die Marburger Feh, sondern auch die Großchinchilla der 2. Reihe im Vergleich zu den Geschwistern der 1. Reihe das Endgewicht infolge des engeren Eiweißverhältnisses in der Jugendernährung bedeutend früher *.

* eventuell unter dem Einfluß des kleinwüchsigeren Vaters.

Das Elterngewicht wird um so früher erreicht, je kleiner die Rasse ist. Das gleiche ergibt sich, wenn man das durchschnittliche Gewicht auf das Endgewicht bzw. Einzelgewicht zu einem späteren Zeitpunkt (dem 308. Tag) bezieht (Tab. 3).

Tabelle 3.

	Großchinchilla	Marburger Feh	Schwarzloh
Durchschnittsgewicht am 308. Tag	4350	3340	2327
Durchschnittsgewicht am 182. Tag	3354	2846	2047
In % des Gewichts am 308. Tag	77,1	85,2	88,0

Aus diesen Relativwerten geht hervor, daß die kleinen Rassen früher „fertig" sind als die großen; bei ihnen ist der absolute Futterverbrauch nicht so groß, so daß ihre Haltung bei gegebener kleiner Futtergrundlage den großen Rassen gegenüber Bevorzugung verdient.

Tabelle 4.

	Großchinchilla			Marburger Feh			Schwarzloh		
	Gewicht zu Anfang	Gewicht zu Ende	Ø tägl. Zunahme	Gewicht zu Anfang	Gewicht zu Ende	Ø tägl. Zunahme	Gewicht zu Anfang	Gewicht zu Ende	Ø tägl. Zunahme
1. Versuchsreihe									
2. Monat	589	1425	27,9	480	1108	20,9	303	749	14,9
3. u. 4. Monat	1425	2636	20,2	1108	2166	17,6	749	1575	13,8
5. u. 6. Monat	2636	3332	11,6	2166	2821	10,9	1575	2028	7,6
7. u. 8. Monat *	3225	3817	9,9	2800	3358	9,3	2001	2228	3,8
9. u. 10. Monat	3839	4369	8,8	3165	3337	2,9	2248	2349	1,7
2. Versuchsreihe									
4. Monat	2164	2838	22,5	1728	2324	19,9	—	—	—
5. u. 6. Monat	2838	3838	16,7	2324	3037	11,9	—	—	—
7. Monat	3838	4233	13,2	3037	3125	2,9	—	—	—

* Das Anfangsgewicht eines Zeitabschnittes stimmt mit dem Endgewicht des vorhergehenden jeweils dann nicht überein, wenn in dem letzteren Zeitraum 1 Tier geschlachtet ist; dann ist das Anfangsgewicht auch ohne dieses Tier zu Grunde gelegt.

Die Zusammenfassung in die größeren Zeitabschnitte (Tab. 4) zeigt für alle drei Größenklassen in beiden Versuchsreihen, daß mit zunehmendem Alter die

Tabelle 5.

	Großchinchilla	Marburger Feh	Schwarzloh
2. Monat	100	100	100
3. u. 4. Monat	145 %	168 %	185 %
5. u. 6. Monat	83 %	104 %	102 %
7. u. 8. Monat	71 %	89 %	51 %
9. u. 10. Monat	63 %	27 %	23 %

durchschnittliche tägliche Zunahme abnimmt. Die höchsten Zunahmen liegen bei allen drei Rassen der 1. Reihe im 3. und 4. Monat. Bezieht man die Zunahmen in den einzelnen Zeitabschnitten auf die Zunahme im 2. Monat, dann erhält man folgende Relativzahlen (Tab. 5).

Die Marburger Feh weisen danach die beste Gewichtsentwicklung auf; ihre Zunahme beträgt im 7. und 8. Monat noch 89% der Zunahme im 2. Monat; dem steht bei den Schwarzloh im 7. und 8. Monat eine Zunahme von nur 51% gegenüber. Auch absolut betrachtet, ist die Zunahme der Schwarzloh in diesem Zeitabschnitt so gering (3,8 g), daß sich der Nährstoffaufwand nicht mehr rentiert und die aufgenommenen Nährstoffe im wesentlichen zur Erhaltung des im Wachstum abgeschlossenen Körpers dienen.

Bei der 2. Reihe fällt bei den Marburger Feh der starke Abfall vom 5. und 6. zum 7. Monat in der durchschnittlichen täglichen Zunahme, wie auch schon die Wachstumskurve zeigte, auf.

4. Futter- und Nährstoffverzehr

Tabelle 6. *Absoluter Futterverzehr für säugende Häsin mit Jungen je Tag (in g)* (28.—56. Tag)

	Zahl d. Jungen	Heu	Kraft-futter	Rüben	Grüne Luzerne	verdaul. Eiweiß	Gesamt-nährst.	Verhältn. Eiw.: GN 1:
1. Reihe								
Großchinchilla	6	312	193	631	—	35,8	311,8	7,7
Marburger Feh	5	231	177	398	—	28,9	245,6	7,5
Schwarzloh	6	168	112	366	—	20,0	174,6	7,7
2. Reihe								
Großchinchilla	7	—	211	—	614	33,3	213,9	5,4
Marburger Feh	6	—	183	—	544	29,1	186,0	5,4

In der ersten Versuchsreihe ergibt sich für die aufgenommenen Gesamtnährstoffe (Tab. 6) eine gleichmäßige Abnahme von den Großchinchilla über die Marburger Feh zu den Schwarzloh. Die Marburger Feh haben rund 79%, die Schwarzloh 56% der von den Großchinchilla aufgenommenen Gesamtnährstoffe verzehrt. In der zweiten Reihe unterscheiden sich die Marburger Feh in der Nährstoffaufnahme wenig von den Großchinchilla (87%), und diese geringe Differenz bleibt auch in der Säugeperiode vom 56.—70. Tag bestehen (Tab. 7). In diesem Zeitabschnitt nahmen die Großchinchilla 104 g verdaul. Eiweiß und 502 g Gesamtnährstoffe, die Marburger Feh 90 g verdaul. Eiweiß und 437 g Gesamtnährstoffe täglich auf.

In der ersten Versuchsreihe ist das Verhältnis von verdaulichem Eiweiß zu Gesamtnährstoff mit über 7,5 wesentlich weiter als in der zweiten Versuchsreihe mit einem engeren Eiweißverhältnis von nur 5,4. Hieraus scheint sich auch der unterschiedliche Entwicklungsrhythmus der Marburger Feh-Kaninchen zwischen der 1. und 2. Versuchsreihe zu erklären (abgesehen von dem unterschiedlichen Wuchs der Väter).

Die Aufnahme an verdaulichem Eiweiß ist höher als die von MANGOLD und FANGAUF angegebene Norm. Allerdings ist bei unseren Feststellungen der Futterverzehr der Jungtiere mit einbezogen.

Tabelle 7. *Absoluter Futterverzehr der Jungtiere in den verschiedenen Altersstufen je Tier und Tag in g*

	Anfangsgew.	Endgewicht	Tägl. Zunahme g	Heu	Kraftfutter	Rüben, Möhren	Grün	Erbsstroh	Verd. Eiweiß	Gesamt-Nährstoff	Eiw. : Ges.-Nährstoff
1. Reihe					56.—84. Tag						
Gr.-Chinch.	1400	1574	6,2	43	37	59	20	—	6,24	49,81	6,98
Marb. Feh	1062	1602	19,3	32	24	20	62	—	5,67	39,66	5,99
Schwarzloh	710	983	9,8	17	27	26	21	—	3,90	29,23	6,50
2. Reihe					70.—84. Tag						
Gr.-Chinch.	1636	2026	28,0	—	26	—	403	13,3	15,0	79,0	4,3
Marb. Feh	1372	1590	15,6	—	12	—	267	15,0	10,23	53,1	4,2
1. Reihe					84.—112. Tag						
Gr.-Chinch.	1574	2520	33,8	11	48	—	249	—	12,22	69,21	4,7
Marb. Feh	1602	2094	17,6	15	30	—	292	—	12,29	66,45	4,4
Schwarzloh	983	1482	17,8	7	27	—	145	—	7,07	40,0	5,7
2. Reihe											
Gr.-Chinch.	2026	2671	23,0	5	24	—	527	14	18,92	96,27	4,1
Marb. Feh	1590	2233	23,0	7	23	1,2	415	19	15,81	82,27	4,2
1. Reihe					112.—140. Tag						
Gr.-Chinch.	2520	2928	14,6	—	23	—	424	—	15,03	73,68	3,9
Marb. Feh	2094	2346	9,0	—	21	—	470	—	16,29	78,96	3,8
Schwarzloh	1482	1809	11,7	—	11	—	309	—	10,15	50,22	3,9
2. Reihe											
Gr.-Chinch.	2671	3257	21,0	3,1	28	3,6	521	4,6	19,0	96,47	4,1
Marb. Feh	2233	2550	11,3	3,6	34	3,6	538	6,5	17,6	94,57	4,4

Die geringe durchschnittliche Zunahme der Großchinchilla im ersten Versuchsabschnitt ist durch eine Störung des Entwicklungsrhythmus durch die Futterumstellung nach dem Absetzen zu erklären, wie sich überhaupt die Vertreter dieser Rasse wesentlich anfälliger als die der beiden übrigen Rassen erwiesen.

Im zweiten Abschnitt, 84.—112. Lebenstag (Tab. 7), zeigen die Großchinchilla eine überraschend hohe Zunahme bei fast gleichem Nährstoffverzehr wie die Marburger Feh und holen damit, ähnlich wie nach einer Läuferperiode in der Schweinemast, die im vorhergehenden Abschnitt versäumte Gewichtszunahme nach. So ist es auch nicht zu verwundern, daß bei der zweiten Versuchsreihe sich nicht der gleiche Unterschied zwischen Großchinchilla und Marburger Feh ergibt. Mit dieser Veränderung der Zunahme in den einzelnen Abschnitten verschiebt sich auch die für die Zunahmeeinheit verzehrte Nährstoffmenge. Die Zunahme der kleineren Rassen wird geringer, die Futterverwertung schlechter.

5. Nährstoffverwertung

Tabelle 8. *Gesamtnährstoff zur Erzeugung von 100 g Zunahme*

	Großchinchila	Marburger Feh	Schwarzloh
	1. Versuchsreihe		
2. Monat	200	232	189
3. u. 4. Monat . .	304	305	255
5. u. 6. Monat . .	1045	960	1257
7. u. 8. Monat . .	1364	1277	2297
9. u. 10. Monat . .	1710	3920	5317
	2. Versuchsreihe		
4. Monat	425	478	—
5. u. 6. Monat . .	607	823	—
7. Monat	759	3278	—

Vergleicht man Großchinchilla mit Marburger Feh (Tab. 8), so ist keine eindeutige Überlegenheit der großwüchsigen Chinchilla in der Futterverwertung zu erkennen, wenigstens nicht bis zum 6. Monat, wo die Fehkaninchen als tonniger Wirtschaftstyp im mittelgroßen Rahmen Neigung zu mindestens ebenso guter Futterverwertung zeigen. In der ersten Reihe vom 9. Lebensmonat ab, bei intensiverer Jugendentwicklung in der 2. Reihe bereits schon vom 7. Monat ab, scheint die Entwicklung der Fehkaninchen abgeschlossen zu sein, und damit erhöht sich auch der Nährstoffaufwand wesentlich.

Die Schwarzloh als kleinste Rasse haben bis zum 4. Monat 50 g Gesamtnährstoff weniger als die größeren Rassen benötigt. Aber bereits in diesem Alter mit knapp 1600 g Gewicht verlangsamt sich ihre Entwicklung und tritt damit eine wesentliche Verschlechterung der Nährstoffverwertung ein. Der benötigte Gesamtnährstoffbedarf steigt auf 490% gegenüber Großchinchilla, so daß eine Weitermast dieser Größenklasse über den 6. Monat hinaus, d. h. also über ein Gewicht von 2 kg nur mit hohem Nährstoffaufwand erkauft werden kann.

Nach MANGOLD-FANGAUF ([6], Seite 121) ist die Unwirtschaftlichkeit einer Kaninchenrasse gegeben, wenn die Verwertungszahl 1000 überschreitet. Diese Rentabilitätsgrenze soll bei kleinen Rassen nach dem 5. Monat, bei Mittelrassen nach dem 6. und bei großen Rassen nach dem 7. Monat liegen. Bei einer Trennung der Verwertungszahlen nach 5. und 6. Monat konnten wir für alle drei Größenstufen eine Steigerung der Verwertungszahl über 1000 bereits im 6. Monat beobachten (Tab. 9).

Tabelle 9. *Gesamtnährstoff für 100 g Zunahme*

	1. Versuchsreihe			*2. Versuchsreihe*	
	Gr.-Chinchilla	Marb. Feh	Schwarzloh	Gr.-Chinchilla	Marb. Feh
5. Monat	743	686	757	440	721
6. Monat	1339	1235	2075	925	955

Diese Steigerung beträgt bei Schwarzloh bereits um 300%. Der relativ hohe Nährstoffaufwand bei den größeren Rassen bereits im 6. Monat ist sicherlich durch das zu weite Eiweißverhältnis zu erklären, das nur durch Einschränkung der Rübenaufnahme und Erhöhung des Kraftfutter- und Luzerneheuverzehrs hätte vermieden werden können. Bei eiweißreicherer Ernährung in der 2. Versuchsreihe tritt, wie von MANGOLD und FANGAUF richtig dargestellt, die Rentabilitätsgrenze zwischen dem 6. und 7. Monat bei Feh ein, wird aber am Ende des 7. Monats von Großchinchilla noch nicht erreicht.

Für alle Würfe und Rassen bestätigt sich aber, daß mit zunehmendem Alter der zur Erzeugung von 100 g Zunahme benötigte Gesamtnährstoff steigt, weil die Wachstumsintensität nachläßt, der Erhaltungsfutteranteil zunimmt und der Produktionsanteil in starkem Maße zur Fettbildung herangezogen wird.

6. *Ausschlachtungsergebnis*

Ein Teil der Versuchskaninchen, die nicht als wertvolle Rassevertreter zur Zucht benutzt wurden, sind ausgeschlachtet worden, und zwar 4 Großchinchilla, 3 Marburger Feh und 4 Schwarzloh. Es erfolgte eine sorgfältige Aufteilung des Lebendgewichtes in Blut und toten Körper, des toten Körpers in Fell und Schlachtkörper, des Schlachtkörpers in die einzelnen Schlachtteile, Keule, Rücken, Läufe, Bauchlappen, Hals, Kopf, Eingeweide, Organe und abtrennbares Fett. Die Fleischbestandteile wurden gekocht von den Knochen getrennt, um den Knochenanteil zu ermitteln. Die Differenz des rohen Gewichtes abzüglich Knochen ergab den Fleischanteil.

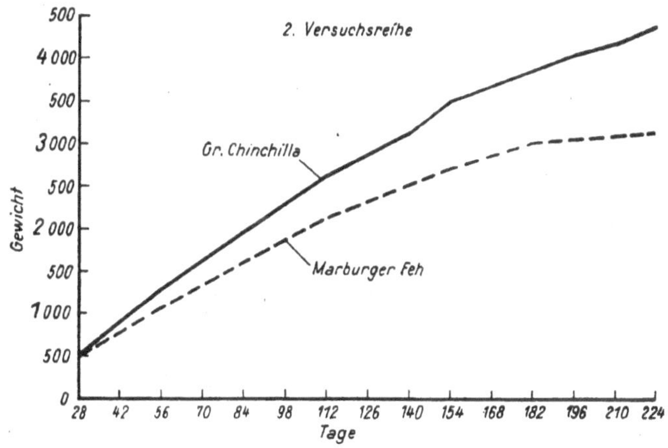

Abb. 6

Es ergab sich für die einzelnen Teilstücke folgender prozentischer Anteil am Lebendgewicht vor dem Schlachten nach 24 Stunden Hungerns (Tab. 10, siehe auch Abb. 6):

Tabelle 10.

	Lebd.-gewicht g	Alter in Tagen	Fleisch %	Fett %	Knochen %	Fell %	Abfall %	Leber g	Gesamtnährstoff für 100 g Zunahme 56.—210. Tag *	147.—210. Tag
Gr.-Chin.	4308	239	53,18	*6,87*	6,64	9,70	18,47	101	636	*974*
Marbg. Feh	3220	236	53,32	*8,48*	6,83	10,17	18,73	88	488	*1947*
Schwarzloh	2323	301	51,34	*8,75*	9,25	9,26	18,71	66	789	*2757*

* 1. Versuchsreihe.

Im Vergleich der Rassen zueinander zeigt sich, daß bei den *Schwarzloh* der prozentische *Fettanteil* am *höchsten* ist. Innerhalb der Rassen treten aber erhebliche Schwankungen auf:

Großchinchilla	(4 Tiere)	4,83% — 8,29%
Marburger Feh	(3 „)	5,97% — 10,59%
Schwarzloh	(4 „)	7,17% — 10,80%

Die *Großchinchilla* hatten im Durchschnitt der ausgeschlachteten Tiere den *niedrigsten Fettanteil* und nehmen auch in der Schwankungsbreite den untersten Wert an, während die Schwarzloh die obere Grenze verkörpern.

Betrachtet man den zur *Erzeugung von 100 g Zunahme notwendigen Gesamtnährstoff* in dem Zeitabschnitt 56. Tag bis 210. Tag, dann benötigen auch die Schwarzloh entsprechend ihrem höheren prozentischen Fettanteil einen höheren Gesamtnährstoff. Den niedrigsten Nährstoffverbrauch der ersten Reihe haben die Marburger Feh. Dabei ist es interessant, die Schwankungsbreite der im Zeitraum vom 56. Tag bis 210. Tag zur Erzeugung von 100 g Zunahme benötigten Gesamtnährstoffe zu betrachten:

Großchinchilla	(5 Tiere)	527—745 g Gesamtnährstoffe
Marburger Feh	(5 „)	486—523 g „
Schwarzloh	(6 „)	630—908 g „

Man sieht daraus einmal die geringe Streubreite von nur 37 g Gesamtnährstoffe bei den Marburger Feh; dieser steht bei den Schwarzloh eine solche von 278 g gegenüber. Die Schwankungsbreite der Marburger Feh und der Großchinchilla berührt sich gerade, für die Großchinchilla und Schwarzloh ist eine Überschneidung gegeben.

Die Unterschiede im prozentischen *Fleischanteil* sind innerhalb der Rassen als auch zwischen den Rassen nicht sehr groß. Der prozentische *Knochenanteil* zeigt innerhalb der Rassen Schwankungen bis zu 2%. Zwischen den Rassen sind auffallende Unterschiede nicht festzustellen, die Schwarzloh liegen im allgemeinen etwas über den anderen Rassen. Auch für den prozentischen *Abfall* sind innerhalb der Rassen unabhängig vom Alter die Schwankungen so groß, daß zwischen den Rassen keine Unterschiede festgestellt werden können.

Der *Anteil des Felles* am Lebendgewicht ist auch wechselnd. Für die Großchinchilla ergibt sich eine Streubreite von 8,9—11,1%, für die Marburger Feh eine solche von 9,3—11,6% und für die Schwarzloh eine solche von 8,6 bis 10,0%, so daß man doch daraus schließen kann, daß bei den Schwarzloh der prozentische Fellanteil geringer ist als bei den Marburger Feh und Großchinchilla.

Neben diesen im Futteraufwand geprüften Tieren wurden noch zwei Althäsinnen, die *Mütter der geprüften Tiere,* ausgeschlachtet, und zwar die Großchinchilla- und die Schwarzloh-Häsin. Es ergaben sich dabei folgende prozentische Anteile (Tab. 11).

Tabelle 11.

	Mastend-gewicht g	Fleisch %	Fett %	Knochen %	Fell %	Abfall %
Gr.-Chinchilla	5840	50,51	13,87	5,23	7,62	15,24
Schwarzloh	2900	48,62	16,20	6,03	7,24	14,14

Auch hier zeigt sich wieder der *hohe prozentische Fettanteil* bei der *Schwarzloh-Althäsin;* dieser liegt um 3,3% über dem der Chinchilla-Häsin. Sowohl bei der Schwarzloh- als auch bei der Chinchilla-Häsin liegt der Knochenanteil unter dem der Jungtiere. Dieser wird mit zunehmendem Alter der Tiere geringer, gleich wie in der Schweinezucht bei einer Ausmast nicht bis 100 kg, sondern bis etwa 150 kg der Knochenanteil geringer wird und andere Gewebe — etwa Fett — zunehmen.

7. Zusammenfassung

1. Für den Kaninchenzüchter hat die Rassenwahl nach Größe und Gewicht im Hinblick auf den absoluten Futteranfall die gleiche Bedeutung wie die Fähigkeit der Kaninchenrasse, das mehr oder weniger konzentrierte Futter zu verwerten.

In der Schweinezucht haben die *großwüchsigen* Fleischschweine bei optimaler Ernährung höchsten Futterverzehr, größte Gewichtszunahme und *günstigste Futterverwertung* bei *hohem Fleisch-* und *geringem Fettanteil,* die *kleinwüchsigen* Typen aber verbinden bei niedriger Zunahme *hohen Futteraufwand* mit *starkem Fettanteil.* Zwischen diesen beiden Extremen gibt es einen mittelwüchsigen Kombinationstyp, welcher als leichtfuttriger Wirtschaftstyp in der kleinbäuerlichen Landeszucht bevorzugt wird.

Diesen drei verschieden großen Typen in der Schweinezucht stellten wir drei gleichfalls verschieden große Rassen in der Kaninchenzucht gegenüber, von denen Großchinchilla (mit 4,7 kg) und Schwarzloh (mit 2,3 kg) die beiden Extreme, Marburger Feh (mit 3,2 kg) den Mitteltyp des Größenwuchses vertraten.

In dem vorliegenden Fütterungsversuch mit diesen drei Rassevertretern und anschließender Ausschlachtung einiger Tiere unter genauer Trennung von Fleisch, Fett, Knochen, Abfällen wurde geprüft, ob bei den kleineren Rassen mit einem höheren Nährstoffaufwand ein höherer Fettansatz verbunden ist, ob eine *Parallele zur Schweinezucht* besteht und allgemeine Rückschlüsse auf die Großviehzucht gezogen werden können.

2. Der Fütterungsversuch wurde in *zwei Versuchsreihen* durchgeführt; die erste Reihe umfaßte Großchinchilla, Marburger Feh und Schwarzloh und war im Februar geboren, die zweite Reihe umfaßte aus denselben Häsinnen je einen Wurf Großchinchilla und Marburger Feh und war im Mai geboren. Die Wurfstärke innerhalb der beiden Reihen war annähernd gleich, so daß

in den Aufzuchtbedingungen kein Unterschied bestand. Die *Fütterung* wurde in beiden Reihen *optimal* gestaltet, jedoch war in der zweiten Reihe das Eiweißverhältnis enger.

3. Die *Schwarzloh* haben mit dem 210. Tag die *Grenze ihrer Wüchsigkeit* erreicht. Bei den Marburger Feh zeigt sich in der zweiten Reihe der Einfluß einer durch die Grünfütterung bedingten eiweißintensiveren Jugendernährung, eventuell auch der Einfluß des kleinwüchsigeren Vaters. Die Rentabilitätsgrenze wird hier bereits am 182. Tag erreicht, während sie in der ersten Versuchsreihe für die Marbuger Feh erst beim 280. Tag liegt. Die Großchinchilla haben mit 322 Tagen die Grenze ihrer Wüchsigkeit noch nicht erreicht.

4. Die auf das Endgewicht bezogene relative Gewichtsentwicklung zeigt, daß das *Endgewicht um so früher* erreicht wird, *je kleiner die Rasse* ist.

Bei allen drei Größenklassen nimmt die durchschnittliche Zunahme mit zunehmendem Alter ab. Bei den Schwarzloh ist im 7. und 8. Monat die Zunahme so gering, daß sich der Nährstoffaufwand nicht mehr rentiert.

5. In der Nährstoffverwertung ist keine eindeutige Überlegenheit der großwüchsigen Chinchilla gegenüber den Marburger Feh zu erkennen. Die *Schwarzloh* zeigen vom *vierten Monat* ab eine wesentlich *schlechtere Nährstoffverwertung* als die beiden anderen Rassen. Eine Weitermast über den sechsten Monat hinaus, d. h. über ein Gewicht von zwei kg ist nur mit hohem Nährstoffaufwand zu erkaufen.

6. Nach dem Ergebnis der Ausschlachtung zeichnen sich die *Schwarzloh* durch *besonders hohen Fettanteil* aus (8,75%) gegenüber 6,87% bei den Großchinchilla; der bei ihnen festgestellte hohe Futteraufwand ist mit höherem Fettansatz verbunden, sie entsprechen damit den kleinen fettwüchsigen Typen in der Schweinezucht.

Bei den *Großchinchilla* ist der prozentische *Fettanteil am niedrigsten*, sie entsprechen im Wachstumsrhythmus und der Futterverwertung den großen fleischwüchsigen Rassen in der Schweinezucht.

7. Diese Ergebnisse lassen bereits eine Parallele zu den in der Schweinezucht gewonnenen Erkenntnissen, daß bei den kleineren Rassen mit einem höheren Nährstoffaufwand ein höherer Fettansatz verbunden ist, ziehen. Weitere Versuche unter Einbeziehung noch extremerer Rassen (Hasenkaninchen, Widder, Hermelin) werden in Kürze zum Abschluß gelangen und die vorliegenden Ergebnisse vertiefen.

Schrifttum

1 FANGAUF u. IMMENKAMP: Vergleichende Aufzucht bei verschiedenen Normalhaar-Kaninchenrassen zur Feststellung des Futterverbrauchs und der Gewichtszunahme. Arch. f. Geflügelkunde, Jg. 12, H. 7, 1938.

2 GADSCH, W.: Zeitgemäße Kaninchenfütterung. Verl. F. Pfenningstorff 1943.

3 HARING, F.: Der Begriff der „Futterverwertung" in der Mastleistungsprüfung von Schweinen Der Tierzüchter, Jg. 1, Nr. 24, 1949.

4 HARING, F., R. GRUHN u. A. SCHAAF: Wirkung eiweißarmer Fütterung auf Mast- und Schlachteigenschaften bei Schweinen unterschiedlicher Stoffwechselrichtung. Tierzucht, Jg. 5, H. 9 u. 12, 1951.

5 JOPPICH: Unsere Kaninchen als Helfer. Schriftenreihe „Der freie Bauer", H. 4.

6 MANGOLD u. FANGAUF: Handbuch der Kaninchenfütterung. Neumann-Verlag 1950.

Aus dem Institut für Physiologie und Ernährung der Tiere der Universität München,
Abt. für Vitaminforschung und -prüfung
(Vorstand: Prof. Dr. Dr. JOHANNES BRÜGGEMANN)
und der
Bayerischen Landesanstalt für Tierzucht, Grub.
(Direktor: Prof. Dr. Dr. h. c. W. ZORN)

JOHANNES BRÜGGEMANN und JÜRGEN TIEWS

ÜBER DEN EINFLUSS DES „SCHUBWENDE-TROCKNUNGS-VERFAHRENS" AUF DEN CAROTINGEHALT EINIGER WIRTSCHAFTSEIGENER FUTTERMITTEL

Die künstliche Trocknung von wirtschaftseigenen Futtermitteln der Landwirtschaft soll den u. U. nachteiligen Einfluß des natürlichen Witterungsablaufes auf die Futterwerbung weitgehend ausschalten und besonders die Gewinnung von Futterpflanzen aus Zwischen- und Zweitfruchtbau bis in die späten Herbstmonate hinein ermöglichen.

Damit der künstliche Trocknungsprozeß gegenüber der natürlichen Trocknung stark abgekürzt werden kann, muß das Trocknungsgut relativ hohen Temperaturen ausgesetzt werden. Die bei diesen Temperaturen bestehende Möglichkeit einer Minderung an Nährstoffgehalt und Verdaulichkeit des Trocknungsgutes ist neben Rentabilitätsfragen für die Beurteilung des Problems der künstlichen Trocknung von hervorragender Bedeutung. Eine mögliche Abnahme im Gehalt an Hauptnährstoffen, leicht feststellbar durch die üblichen Futtenmittelanalysen, dürfte dabei weniger bedeutungsvoll sein als eine Änderung ihrer für die Verdauungsphysiologie wesentlichen Zustandsformen. So ist z. B. eine thermische Denaturierung etwa der Eiweißkörper ebenso denkbar wie eine Gehaltsminderung an anderen wertbestimmenden Inhaltsstoffen, beispielsweise Verluste im Vitamin- bzw. Provitamingehalt der Futterpflanzen durch Oxydation oder Hitzeeinwirkung.

Andererseits wird nach unserer Auffassung diese möglicherweise zu erwartende, experimentell aber noch zu beweisende Wertminderung des Futters u. U. bei weitem wettgemacht durch den erhitzungsbedingten, rasch einsetzenden Zelltod, durch den enzymatische Atmungs-, Gärungs- und andere Dissimilationsprozesse in sehr kurzer Zeit zum Stillstand kommen. Damit entfallen im künstlichen Trocknungsgang die bei der natürlichen Heuwerbung nicht zu vermeidenden Verluste an umsatzfähigen Nährstoffen.

Wie hoch die Bildung von Vitamin D_2 durch die Sonnenbestrahlung natürlich gewonnenen Heues gegenüber der sicher wesentlich geringeren Vitamin D_2-Bildung bei der künstlichen Trocknung zu veranschlagen ist, kann gegenwärtig noch nicht entschieden werden, da die hierzu angestellten Versuche noch nicht abgeschlossen sind.

Ein klares Bild des Nährwertes künstlich getrockneter Futtermittel kann nach unserer Meinung nur der langfristig angestellte Ausnutzungs- bzw. sogar Bilanzversuch am Pflanzenfresser, möglichst Wiederkäuer, erbringen. In diesem Versuch müssen sich nicht nur die analytisch feststellbaren Änderungen an den wertbestimmenden Inhaltsstoffen wiederspiegeln, sondern vor allem die schon erwähnten hitzebedingten Veränderungen in den Zustandsformen aller Kolloide, vornehmlich der Proteine und Proteide zum Ausdruck kommen. In den Rahmen dieser Versuche gehört auch die wichtige Frage, ob und gegebenenfalls in welchem Umfang die Mikrobenflora im Verdauungskanal der Tiere hinsichtlich ihrer Arten und besonders ihrer biochemischen Leistungen ernährungsbiologisch bedeutsame Änderungen erleidet, wenn künstlich getrocknetes Futter in hohem Umfange verabfolgt wird.

Während diese Probleme nach unserer Auffassung zum Teil noch Fernziele darstellen, erschien es jedoch wünschenswert, einige möglichst charakteristische und dabei ernährungsphysiologisch wichtige Vertreter in dem großen Bukett der Pflanzeninhaltsstoffe zu untersuchen, die als geeignete und analytisch verhältnismäßig leicht zugängliche „Indikatoren“ gelten können, um aus diesen „Leitsubstanzen“ einen, wenn auch nur kleinen Einblick in die Veränderung der Nährstoffe bei der künstlichen Trocknung zu erhalten.

Aus der Gruppe der hierfür geeignet erscheinenden Stoffe, wie z. B. *Carotin*, Vitamin C oder einige nicht allzu stabile Aminosäuren, erschien uns die erstgenannte Substanz besonders geeignet, weil ihre Eigenschaften als Polyenfarbstoff u. a. in einer starken Oxydationsempfindlichkeit zum Ausdruck kommen.

Bei der Auswahl dieses Vertreters war weiterhin von Bedeutung, daß vor allem dem *β-Carotin* als Provitamin A eine erhebliche ernährungsphysiologische Bedeutung zukommt und daß die maßgeblichste Quelle an diesem Provitamin in der Tierfütterung gerade das Grünfutter bzw. Heu darstellt.

Wir entschlossen uns deshalb im Rahmen unserer Untersuchungen über den Einfluß der künstlichen und natürlichen Trocknung von wirtschaftseigenen Futtermitteln, aus einer Reihe von in der letzten Zeit als wertbestimmend erkannten Inhaltsstoffen zunächst das Verhalten des Carotins zu studieren, zumal hier die heute gebräuchlichen und im Institut weiter entwickelten chromatographischen Trennungsverfahren der Pflanzenfarbstoffe uns die Gewähr dafür boten, einen gewissen Einblick in die mögliche Veränderung dieser Inhaltsstoffe bei der künstlichen Trocknung zu erhalten.

Mit Rücksicht auf die möglichst rasche Durchführung und die Notwendigkeit, das chromatographische Trennungsverfahren auf reihenanalytische Basis umzustellen, sowie auf den zunächst nur informatorischen Charakter der Untersuchungen haben wir vorerst darauf verzichtet, eine Auftrennung des *„Gesamtcarotins“* in die einzelnen, unterschiedlich als Provitamin A wirksamen Komponenten vorzunehmen.

In Zusammenarbeit mit der *Bayerischen Landesanstalt für Tierzucht in Grub* wurden daher die Veränderungen des Carotingehaltes einiger wirtschaftseigener Futtermittel im Verlaufe der künstlichen Trocknung (Schubwende-Verfahren) bei *2 verschiedenen* Betriebstemperaturen einer Trocknungsanlage untersucht.

Probeentnahme

Zum Verständnis der im Verlaufe der Versuche gewählten Probeentnahmestellen sei die *Trocknungstechnik* im Prinzip beschrieben und der Ort der vorgenommenen Probeentnahme mit Ziffern — z. B. (1); (2) usw. — bezeichnet.

Das frisch geschnittene oder allenfalls oberflächlich abgetrocknete Naßgut wird vom Feld im Wagen an die Anlage gefahren (1), gehäckselt und im Gebläse auf den Trockentisch befördert (2). Das grob gehäckselte Material wird von einem in bestimmten zeitlichen Rhythmus fahrenden *„Schubwender"* auf die 10 m lange und 2 m breite Trockenbahn gebracht. Im Abstande von 1 bis 2 Minuten (je nach Länge der regulierbaren Wendepause, in der der Wender ruht) wird das Gut von dem hin und herfahrenden Schubwender erfaßt und etwa 50 cm dem Ende der Trocknungsbahn zugeschoben, das es, ebenfalls abhängig von der Länge der Wendepause, nach etwa 25—30 Minuten erreicht.

Die Trockenstraße wird durch 4 darunter liegende Kammern mittels Rauchgasen mit verschieden hohem, regulierbaren Frischluftgehalt geheizt, die durch Siebroste das Trocknungsgut durchströmen. Dabei heizt die Kammer I, deren Temperatur zwischen 185 und 240° C liegt, den Anfang, die Kammer IV mit einer Raumtemperatur von etwa 95° C das Ende der Trockenstraße, die von den die Kammern nach oben abschließenden Siebrosten gebildet wird. Die Kammern II und III liegen sinngemäß dazwischen.

Die Probeentnahmestellen (3), (4), (5) und (6) lagen auf dem Trocknungswege im Heizungsbereich der Kammern I, II, III und IV. Die Probe (7) entstammte dem fertigen Trockengut. Wurde das Material noch anschließend in einer Schlagmühle fein gemahlen, bildete die Probe (8) einen Durchschnitt des gemahlenen Fertiggutes.

Untersuchungsmethodik

Etwa 2 Stunden nach der Probeentnahme, die der Verbringung des Untersuchungsmaterials von *Grub* nach *München* dienten, wurde die Trockensubstanz der einzelnen Proben bestimmt und der Gesamtcarotingehalt der Durchschnittsproben auf folgende Weise ermittelt:

100 g der sorgfältig gezogenen Durchschnittsproben wurden fein gehäckselt, gegebenenfalls vermahlen und hiervon etwa 3—5 g im Mörser mit Quarzsand und 20 ml Methylalkohol feinst zerrieben. Die dunkelgrüne, mit Quarzsand innigst verriebene und mit Methylalkohol gut durchfeuchtete Pflanzenmasse wurde quantitativ in eine Extraktionshülse verbracht und 6—7 Stunden in der Soxhlet-Apparatur bis zur völligen Farblosigkeit der Pflanzenmasse mit Petroläther (Sdp. 50—60° C) unter permanentem, gereinigtem Stickstoffstrom extrahiert. Von dem anschließend vorsichtig unter N_2 auf 50 ml eingeengten

Petrolätherextrakt wurde 3—6 ml zur chromatographischen Trennung der Pflanzenfarbstoffe an Kartoffelstärke DAB 6 verwandt *.

Chromatographie

Die chromatographische Trennung der Pflanzenfarbstoffe erfolgte an Kartoffelstärke in Adsorptionssäulen (⌀ 2 cm) von etwa 20 cm Länge, auf die 3—6 ml des eingeengten Extraktes gegeben wurden. Die Entwicklung des Chromatogramms erfolgte unter N_2 mit Spezialbenzin (Sdp. 80—100° C). In den ersten 30 ml des Durchlaufes fand sich das Carotin des aufgegebenen Extraktes quantitativ wieder (Gelbfärbung), während das Chlorophyll b als seegrüner, Chlorophyll a als grüngelber und die Xanthophyllfraktion als gelber Ring in dieser Reihenfolge von oben nach unten in der Säule verblieben und beim Nachwaschen mit Spezialbenzin nur langsam abwärts wanderten. Mitunter zwischen den Chlorophyllzonen auftretende graue Ringbildungen ließen sich auf Zersetzungsprodukte des Chlorophylls zurückführen.

Die so erhaltene Carotinlösung im Spezialbenzin wurde auf ihre maximale Absorption im Zeiß-Stufenphotometer über dessen einzelne Spektralfilter untersucht und ihre Extinktion beim Spektralfilter S 47 (Absorptionsmaximum) bestimmt.

Mit Hilfe von Extinktions-Konzentrationskurven, die mit in ihrem Gehalt bekannten Lösungen von β-Carotin (Merck) in Spezialbenzin vor Versuchsbeginn aufgestellt wurden, ließ sich der Gehalt der zur Untersuchung vorliegenden Pflanzenproben an Carotin errechnen und an Hand der vorher bestimmten Trockensubstanzgewichte leicht auf diese beziehen.

Prinzipiell erschien es ausreichend, in diesem Falle den *Gesamtcarotingehalt* der Proben in der Auswertung *als β-Carotin* anzugeben, also auf eine nochmalige Trennung des natürlichen Carotingemisches der Pflanzen zu verzichten, zumal das β-Carotin im natürlichen Gemisch die anderen vorkommenden Carotinkomponenten (α-Carotin, γ-Carotin, Kryptoxanthin) bei weitem überwiegt.

Die Ergebnisse dieser Untersuchungen werden mit den dazugehörigen Daten in den folgenden 6 Abbildungen wiedergegeben.

Ergebnisse

Die folgenden 6 Abbildungen geben die Veränderungen des Carotin- und Wassergehaltes verschiedener Futterpflanzen im Verlaufe der künstlichen Trocknung an je 8 Probeentnahmestellen, die die Abszisse der dargestellten Kurven bilden, graphisch wieder.

* Eine mitunter bei Verwendung zu großer Methylalkoholmengen sich findende Methylalkoholschicht im Extrakt wird mehrmals mit einem kleinen Volumen Petroläther zur Entfernung in ihm enthaltener Carotinreste ausgeschüttelt und kann verworfen werden. Die vereinigten Petrolätherextrakte werden dann auf das obengenannte Volumen von 50 ml unter N_2 eingeengt.

In den Versuchen zu Abb. 1—3 und 6 wurde die übliche Betriebstemperatur der Trockenanlage (Temperaturgruppe a) noch geändert und auch bei den nun erhöhten Kammertemperaturen (Temperaturgruppe b) unter erneuter Probeentnahme der Wasser- und Carotingehalt des Trocknungsgutes analytisch verfolgt. Die Ergebnisse bei diesen verschiedenen Betriebstemperaturen werden in den entsprechenden Abbildungen als Kurven a und b getrennt dargestellt. Die Kammertemperaturen beider Gruppen sind unter den einzelnen Kammern (Abszisse) angegeben. Art des Trocknungsgutes und Datum seiner Trocknung sind aus der Beschriftung der Abbildungen ersichtlich.

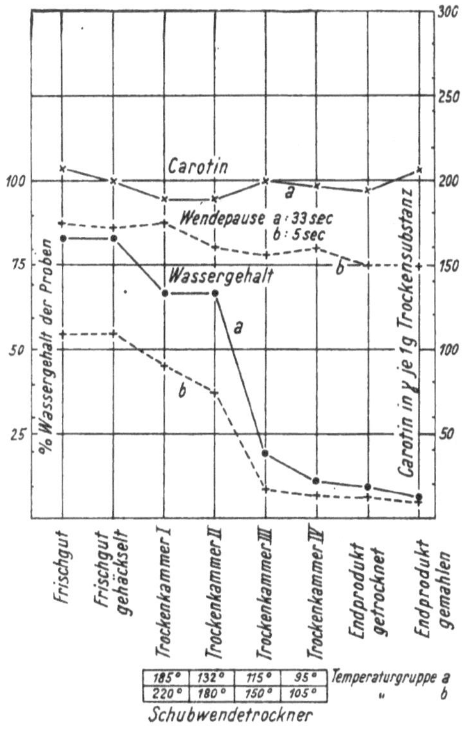

Abb. 1.
Wasser- und Carotingehalt im Verlauf der Trocknung. Rotklee. 27. 9. 1951

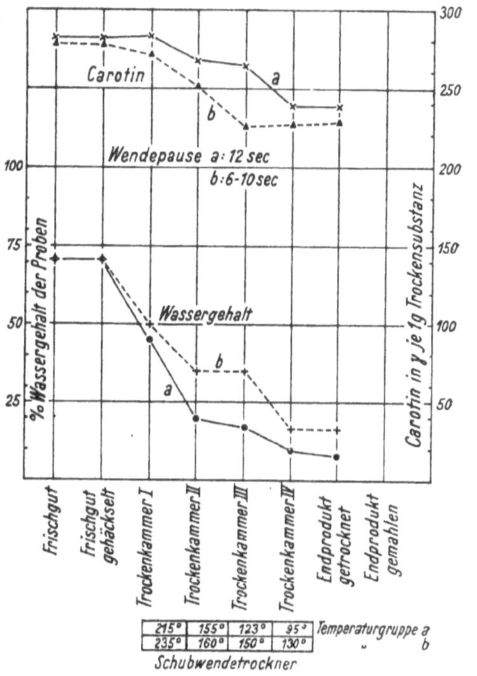

Abb. 2.
Wasser- und Carotingehalt im Verlauf der Trocknung: Grasgemenge. 3. 10. 1951

Es darf aus den in diesen 6 Abbildungen dargestellten Untersuchungsergebnissen geschlossen werden, daß eine Verminderung des Carotingehaltes im Verlauf der künstlichen Trocknung nach dem „Schubwende-Verfahren“ in den meisten Fällen nicht feststellbar ist. Die kleinen Schwankungen der Gehaltskurven für Carotin liegen eindeutig innerhalb der Fehlergrenzen, die durch die Probeentnahme aus einem großen Bestande und den recht komplizierten Aufarbeitungsgang bedingt sind und außerhalb unseres Einflusses stehen. Sie belaufen sich nach unseren Schätzungen auf ± 8%. Auch bei den höheren Betriebstemperaturen der Trocknungsanlage konnten *merkliche Verluste an Carotin nicht festgestellt* werden, so daß es in Bezug auf die Konservierung des Provitamins A vertretbar erscheint, die Betriebstemperaturen der Trocknungsanlage nach rein wirtschaftlichen Gesichtspunkten (geringster Kohlenverbrauch bei größtmöglicher Leistung) auszurichten. Dabei dürfen übrigens die Kammertemperaturen keineswegs denjenigen gleichgesetzt werden, denen das Trocknungsgut selbst ausgesetzt ist. Diese liegen weit unterhalb den Raumtemperaturen, die in den Heizkammern gemessen werden.

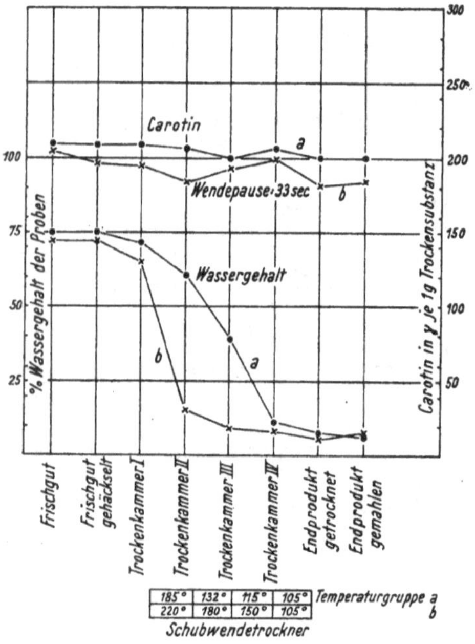

Abb. 3
Wasser- und Carotingehalt im Verlauf der Trocknung: Luzerne. 13. 9. 1951

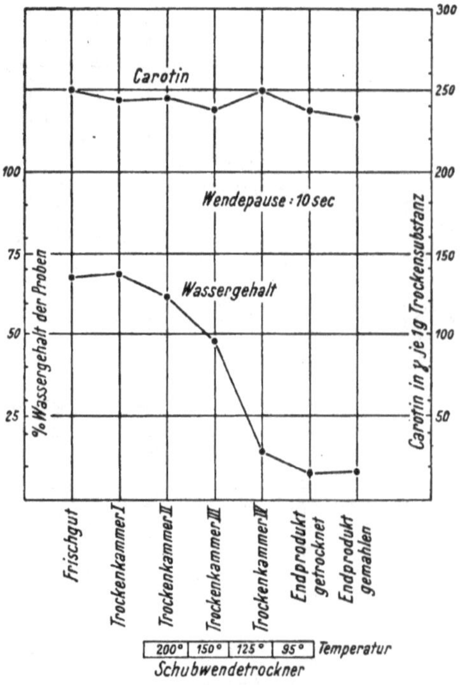

Abb. 4
Wasser- und Carotingehalt im Verlauf der Trocknung: Grummet. 22. 10. 1951

Lediglich in einem Falle (Abb. 2), als ein junges, zartes Weißklee-Grasgemenge (Stoppelsaat nach Roggen) künstlich getrocknet wurde, konnte eine geringfügige Abnahme des Carotingehaltes einwandfrei festgestellt werden. Ob sich dieser Befund auch auf anderes jugendlich zartes, besonders wasserreiches und wenig verholztes Pflanzenmaterial übertragen läßt, kann zur Zeit nicht mit Sicherheit entschieden werden. Diesbezügliche Untersuchungen werden für die nächste Vegetationsperiode in Aussicht gestellt.

Im Beispiel des Rotklees (Abb. 1) zeigen die Kurvenverläufe a und b insofern Unterschiede, als sie parallel zueinander verschoben sind. Es handelt sich bei der Kurve b um ein Rotkleefuder, das mit wesentlich geringerem Wassergehalt zur künstlichen Trocknung angefahren wurde, folglich schon durch natürliche Einflüsse vorgetrocknet war. Hier liegt das Carotin-Niveau, auf die Trockensubstanz bezogen, um etwa 20% niedriger als bei dem Fuder der Temperaturgruppe a, das mit höherem Wassergehalt zur Trocknung gebracht wurde. Wir hatten Gelegenheit, Material gleicher Herkunft, das auf natürlichem Wege getrocknet worden war, ebenfalls auf seinen Carotingehalt zu untersuchen und mußten feststellen, daß bei dem natürlichen Trockenprodukt

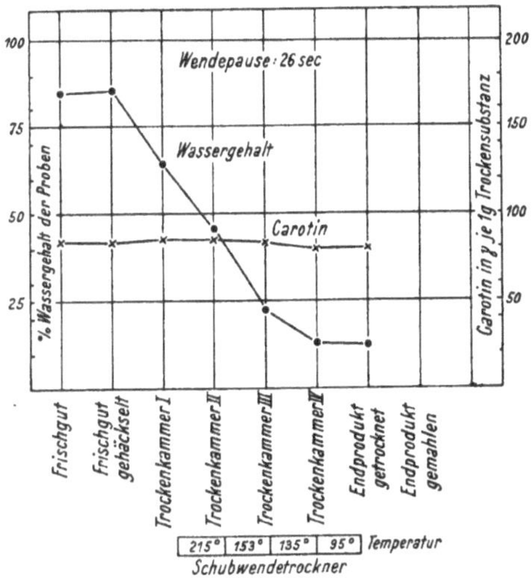

Abb. 5
Wasser- und Carotingehalt im Verlauf der Trocknung: Zuckerrübenblatt. 24. 10. 1951

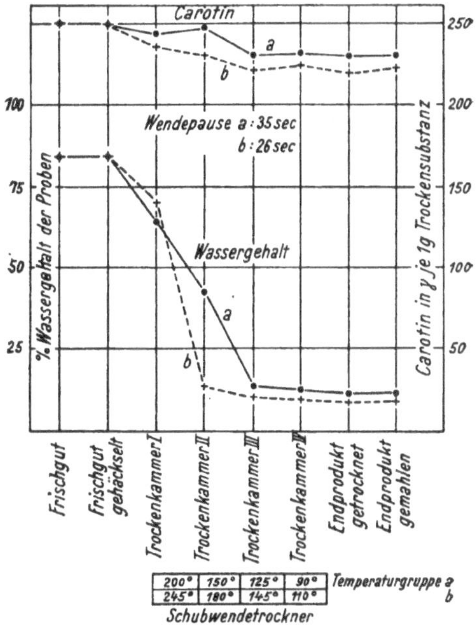

Abb. 6
Wasser- und Carotingehalt im Verlauf der Trocknung: Rapsgrün. 7. 11. 1951

des Rotklees der Gesamtcarotingehalt auf etwa 90 γ/1 g Tr.-S. herabgesunken war. Hiernach zu urteilen scheint der Einfluß der künstlichen Trocknung auf stark oxydationsempfindliche Inhaltsstoffe (Carotin) schonender zu sein als bei der natürlichen Trocknung. Dies ist nach dem früher Gesagten um so verständlicher, als wir der Auffassung sind, daß der bei der natürlichen Trocknung langsam einsetzende Zelltod fermentativen Abbauvorgängen pflanzlicher oder mikrobieller Art mehr Raum gibt als der unvergleichlich rascher erfolgende Zelltod bei der künstlichen Trocknung.

In Übereinstimmung hierzu seien die Untersuchungen von LENKEIT u. BECKER an künstlich getrocknetem Rübenblatt erwähnt. Die Verfasser [1] konnten eindeutig eine Abnahme des Carotingehaltes im Blatt feststellen, wenn das Frischgut mehrere Tage auf dem Felde lagerte. Bei schonenden Temperaturen im „Trommeltrocknungsverfahren" konnten sie dagegen 91% des ursprünglich vorhandenen Carotins wiederfinden. Bei Erhöhung der Temperaturen sank der Carotingehalt in einem Falle auf 60%, in einem andern sogar auf 29% des Ausgangswertes, ein Umstand, der durch die sehr hohen Anfangstemperaturen (um 650^0 C) erklärt werden kann, die fast das Dreifache der oben erwähnten „Kammertemperaturen" im „Schubwendeverfahren" betrugen.

Bemerkenswert erscheint uns die Beobachtung, daß der schon durch Sinneswahrnehmung eindeutig feststellbare Gehalt an SO_2 in den zur Trocknung verwandten Rauchgasen (Schubwendeverfahren) offenbar ohne nachteilige Einwirkung auf den Carotingehalt des Trocknungsgutes bleibt. Man hätte erwarten können, daß die bleichende Wirkung des Schwefeldioxyds sich auch auf die Pflanzenfarbstoffe erstrecken und den Gehalt an Carotin herabsetzen würde. Eine Erklärung für dieses Verhalten kann in der Kontraktion des pflanzlichen Gewebes gesucht werden, durch die dem Zutritt von SO_2 Widerstand entgegengesetzt wird.

Zusammenfassung

Das Verhalten des Carotingehaltes einiger Grünfutterarten unter dem Einfluß der künstlichen Trocknung (Schubwendeverfahren) wurde untersucht. Die ursprünglich erwarteten Minderungen im Carotingehalt der Pflanzen bei der künstlichen Trocknung wurden durch die Untersuchungsergebnisse widerlegt.

Die verlustlose Konservierung des Carotins kann neben dem rasch einsetzenden Zelltod durch den plötzlichen Wasserverlust erklärt werden, der vermutlich zu einer Kontraktion des Gewebes, insbesondere auch des Deckepithels, führt, wodurch das Hinzutreten des Luftsauerstoffs, der eine Oxydation des empfindlichen Carotins bewirken könnte, weitgehend verhindert wird.

Literaturverzeichnis

1 LENKEIT, W. u. M. BECKER: Z. f. Tierern. u. Futtermittelkde. 4 (1940), 21.

FSC
www.fsc.org
MIX
Papier | Fördert gute Waldnutzung
FSC® C083411

Kolibri 360 GmbH
Ferdinand-Jühlke-Straße 7
99095 Erfurt, Deutschland
produktsicherheit@kolibri360.de